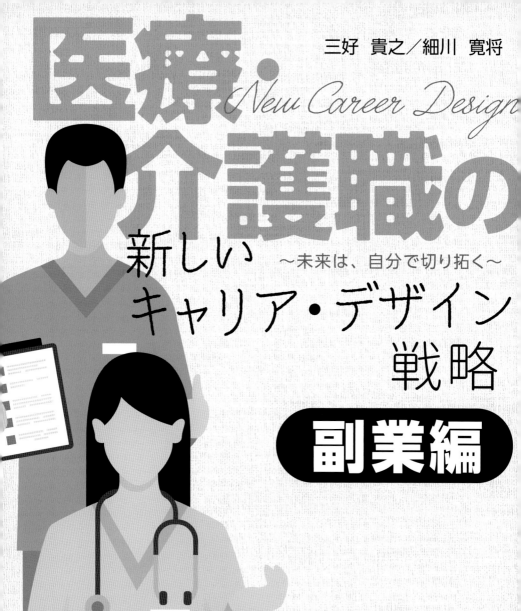

三好 貴之／細川 寛将

New Career Design

医療・介護職の

新しい
キャリア・デザイン
戦略

～未来は、自分で切り拓く～

副業編

ロギカ書房

はじめに

　2019年11月に「医療・介護職の新しいキャリア・デザイン戦略～未来は自分で切り拓く～」（ロギカ書房）を上梓しました。その後、多くの医療、介護関係者から反響をいただきました。そのなかでも一番多かったのは「キャリアって戦略的に考えるものなのか」ということです。特に医療・介護業界では、有資格者である場合が多く、専門職としてのスキル・アップがそのまま自らのキャリア・アップという考え方の人は多いしょう。しかし、医療・介護業界に限らず、「業界の壁」はどんどん低くなり、民間企業の医療・介護業界への参入が進み、逆に、医療・介護業界の人材が「保険外」でさまざまなビジネスシーンで活躍するようになってきました。つまり、医療・介護業界は、今の高齢化社会のなかでは、かつての「特別な業界」ではなくなったのです。

　そこで、注目を集めているのがフク業です。一般的には「副業」と表現されることが多いと思います。本書のテーマである「フク業」は厳密に言えば4つあります。

1. 「伏業」：会社に隠れて（伏せて）行っている内職やアルバイト
2. 「幅業」：社会的問題の解決に目覚めたプロボノやボランティア。すなわち仕事で培った専門性を社会のために活かす活動・仕事
3. 「副業」：単価は高くないが経済的事情から収入補完のために継続して行われている仕事
4. 「複業」：起業や共同経営などに代表され、本業会社以外に1つ以上の事業を立ち上げたり参画すること

本書で推奨する副業は、「幅業」「副業」「複業」ですが本書では一般的な表現として「副業」と表現しています。

　筆者（三好）は、作業療法士ですが、新卒で就職した直後から、副業を始めました。筆者が作業療法士になったのは、1998年で当時は、作業療法士が絶対的に不足していた時代でした。最初は、病院勤務をしながら非常勤で他の病院や介護施設で働いていました。さらに、養成校の教員として転職してからは、週4日勤務であったため、平日の1日と土日を使って、同じように非常勤として働いていました。そして、経験を重ねるうちに、徐々に非常勤先では、仕事の役割が、現場のマンパワーから指導的立場に変わり、最初は、リハビリ部門のみの指導でしたが、徐々に、全病院、全施設への指導や管理職への指導を依頼されるようになり、最終的にその経験を活かして、経営コンサルタントとして34歳で起業しました。

　本格的に経営コンサルティングを始めたのは30歳の時で、この時に個人事業主として届け出ました。専門学校の教員が本業で、非常勤先で「副業」を行い、その「副業」が徐々にパラレル・キャリアとしての「複業」へと変化しました（この言葉の定義は第3章にて解説しています）。

　本書では、筆者の経験やそのなかでの思考軸、判断軸の元となった基礎知識を多く入れています。ただし、読者の皆さんに、「副業をするべきだ」と押し付けるつもりはありません。今の病院や介護施設でそのまま働く、もしくは、独立起業するなど働き方は自由であり、これらすべて優劣をつけるものではありません。一番、重要なのは、どの立場においても「自分らしく働くこと」です。

　ここ数年、大手企業は、すごいスピードで副業を認めるようになってきました。これは、まさに終身雇用制度の終焉です。医療・介護業界も別の話ではありません。特に医療・介護業界は、病院数、介護施設数と

もに効率化、適正化の政策のもとに、徐々に淘汰が進んでいます。今や医療機関や介護施設が無くなるなんてことは珍しいことではなくなってきました。

さらに、2020年から始まったコロナ禍です。私たちの生き方、働き方は大きく変化しました。新型コロナウイルス感染症患者対応で医療機関がひっ迫する一方で、多くの医療機関では、病床稼働率や外来患者が大幅に減少しました。また、介護施設も同様に入所・通所・訪問ともに減少しました。なかには、新型コロナウイルスの影響で赤字倒産したところもあります。

前書「医療・介護職の新しいキャリア・デザイン」のなかでも筆者が強調したのは「すでに医療・介護業界は、一生安泰な業界はない」ということです。

これから数年はウィズコロナ時代が継続するでしょう。その間にもリーマンショックのような大不況、東日本大震災のような自然災害、そして、新型コロナウイルス以外の新たな感染症も出てくるかも知れません。そうなった時、あなたはどうしますか。自分の働き方を考えず、ただ、業界や組織のなかで、びくびくしながら働くのか、もしくは、自分でキャリア・デザイン戦略を持ち、自分らしく働くのか。

筆者は、このような時代だからこそ、本書のようなキャリア・デザインに関する考え方が重要であると考えています。

本書は、シリーズの第1弾としてキャリア・デザインのなかでも「副業」をテーマにしました。副業を「する・しない」に限らず、副業という働き方を知ることはこれからのキャリア・デザインによっては非常に大切なことです。また、今回は、副業を成功させるためのワークもたくさん用意しています。ぜひ、楽しみながらワークに取り組んでください。

本書によって、副業にチャレンジし、素晴らしい働き方を実践する人が1人でもいれば幸いです。

2021年8月

三好　貴之

目 次

はじめに

第 1 章
ウィズコロナ時代の「新しい働き方」
-全体観を理解する-

第2章
この分野で勝負しろ！
個人・企業・社会の変化から見えたネクストキャリア
-ウィズコロナ時代の医療・介護職のマーケット選択-

第3章
「副業」をする前に知っておくべきこと

第4章
「副業」におけるキャリア資本を理解する

第5章
副業上手が実践している「人的資本を賢く活用する思考」

第6章
「副業」について理解を深める3つの肝
-タイミング・実施内容・バランス-

第7章
副業をキャリア全般に活かす「自分株式会社」の創り方

第8章
クライアントの事例からおススメする副業

【執筆担当】
第 1 章　三好貴之
第 2 章〜第 8 章　細川寛将

第1章

ウィズコロナ時代の「新しい働き方」

全体観を理解する

1-1 「ウィズコロナ時代」の働き方の変化

1-1-1　遠隔、ICT 化の急加速

　読者の多くは、すでに医療機関や介護施設で働いている人が多いでしょう。2020 年に入り、突如始まった新型コロナウイルスの影響はどうだったでしょうか。一部報道や筆者の周りでは次のようなことが起こっていました。

・医療機関での手術の延期や新規入院患者受け入れ中止、外来診療の停止
・介護施設での面会中止、新規入所者受け入れ中止
・会議や研修会の中止
・学生の臨床実習中断

と今まで当たり前だった職場環境が一変してしまいました。医療機関や介護施設によっては、徐々に「正常運転」に戻っていますが、それでも今まで以上の感染対策や 3 密状態の回避などの対策は必要であり、完全に元に戻るわけではなく、ある程度の制約は残ります。

　もちろん、プライベートにおいても

・マスクの着用

・手洗い、消毒の徹底

・コンサートや大人数での飲食禁止

・都道府県をまたぐ移動の禁止

など非常事態宣言時には、多くの制約を強いられました。これらは徐々に緩和されてはいますが、誰も感染したくない気持ちがあり、元の生活にすぐに戻ることは考えにくいでしょう。

　つまり、これからは「ウィズコロナ時代」という環境下で働いていかなければいけないということです。

　そして、このコロナ禍において一気に進んだのは「遠隔による働き方」です。今までの常識は「毎日、職場に出勤して、終業時間までその場で働く」というものでした。特に終身雇用制度が主流だった日本企業では、働く思想は、戦前戦中の国に対する「勤労奉仕」から、戦後、その勤労奉仕の対象が国から企業へ移行し、「働く時間の長さ＝企業への貢献度」となりました。そして、高度経済では、サービス残業や長時間労働が美しいとさえされていました。しかし、今の日本は「少子高齢化」の国です。医療・介護業界では、高齢化も問題ですが、少子化も大きな問題です。少子化の一番大きな問題は、働き手がいなくなることです。非効率で生産性の低い職場は、今後、間違いなく労働力が不足します。それを解決する方法として遠隔による働き方が少しずつ広まってきていましたが、この新型コロナウイルスの影響で一気に広がりました。

　「オンライン会議」「オンライン授業」「オンライン飲み会」など仕事もプライベートも瞬く間にオンライン化となり、一般企業のなかにはオフィスを縮小・廃止したり、永久的にオンラインに切り替えたりする企業も増加しました。

　そして、医療機関による「オンライン診療」や介護施設での「オンラ

イン担当者会議」も広がりましたが、医療・介護は、「対人サービス」でありすべて遠隔では難しいものです。最終的には医療も介護も「人の手による」サービス提供になるためホワイトカラーや他のサービス業と比較すれば、遠隔化による効率化には限度があります。しかし、ウィズコロナ時代を踏まえ、遠隔化による働き方を早く導入した職場とそうでない職場は数年後、そこで働く人たちの働き方は大きく変わるでしょう。

　よって、われわれ医療・介護業界は、これからも直接的、間接的に新型コロナウイルスの影響を受け続けるでしょう。そして、私たちはそのなかで「新たな生活様式」と一緒に「新たな働き方」も模索していかなければならないと考えます。

1-1-2　医療・介護は人と人

　このようにオンライン化が進めば、今までのように顔を合わせながら行う会議や打ち合わせは減少します。実際、筆者もコンサルティングにおいては、一時期、すべてオンラインで実施しました。これにより移動時間が効率化され、今までは１日１件しかできなかったコンサルティングが午前、午後で２件実施できるようになりました。また、研修やセミナーもすべてオンライン化され、コンサルティングと同じように移動時間がなくなったことで、時間的な効率化が図れるようになりました。しかし、オンラインだけで仕事を続けていくなかで思うことは、「人対人のサービスは、すべてオンライン化するのは難しい」ということです。

　人対人のサービスは、お互いの表情や空気間も非常に重要です。例えば、好きなアーティストの曲を、ただ聞くだけなら CD やダウンロードした音源で聞けばいいでしょう。でも、なぜ、コンサートやライブに行

きたくなるのかと言うと「その場でしか味わえない雰囲気」があるからです。これは、仕事でもまったく同じです。専門職であれば、患者や利用者の表情や動作によって、様々な情報を得ることができます。また、職種間の連携も同じように相手と顔を合わせ、言葉を直接交わすことで信頼性が高まってくるのではないでしょうか。

　つまり、医療・介護業界は、人対人のサービスである以上、すべてオンライン化することはできません。また、時代の流行を見れば、最先端のテクノロジーが進む一方で、昭和のレトロ感が流行ったり、映画でも最新技術の詰まった映像が増える一方で、昔ながらのアナログなアニメの人気も増えたりしています。時代の流行りは、このようにあるものが流行れば、その真逆もまた見直される傾向があります。よって、医療・介護業界でオンライン化が進めば、その真逆に、リアルな人と人のつながりを求めようとする人も多くなると思います。

1-1-3　変わるのは「企業」と「働く人」との関係

　もともとここ数年は、働き方改革や大手企業の副業解禁によって、企業と個人の関係は大きく変わってきました。終身雇用制度や年功序列制度が主流の時代では、企業は従業員の給与を他人の頑張りや仕事の裁量というよりも「明日、今日と同じように働らいてもらうための生活費」として決めていた傾向が強くあります。よって、配偶者や子どもがいない20代前半は給与が低いですが、30歳代から徐々に上がりだし、住宅ローンと子どもの大学の学費が重り生活費がもっとも必要となる50代で給与はピークになります。そして、その後、役職定年があり、定年退職と徐々に給与が下がっていく仕組みです。よくある職場の不満として仕事をしない50代に対して、一生懸命頑張っている20代の人が「自分

の方が頑張っているのに、何であの人より自分の方が給与が低い」と不満を抱いている人もいるでしょうが、そもそも終身雇用制度や年功序列制度は、「働く人の頑張り」によって給与が決まっているわけではなく、「働く人の生活費」によって給与が決まっているのです。

　しかし、徐々に終身雇用制度や年功序列制度は崩壊してます。その理由としては、企業の業績悪化、効率化による無人化、少子高齢化による年齢バランスの維持が困難、地方部における働き手不足などの企業側の都合もありますが、従業員側でも「企業に雇われたくない」という人たちも増加しているのではないでしょうか。自分の家庭やプライベートを犠牲にして仕事に打ち込んだにもかかわらず、出世コースから外れる、リストラに合う、希望しない部署に異動させられるなど、そのような世代を見てきた子どもたちは、かつての企業に対する勤労奉仕の思想はなく、「雇われるのではなく、自分らしく働きたい」と思っている人が増加しているのではないでしょうか。

　医療・介護業界では、まだ人材不足から終身雇用制度や年功序列制度が色濃く残っていますが、それでも病院や施設で働きながら、資産運用を始めたり、以前の筆者のように本業を持ちながら、自分の得意なことや好きなことで小さく起業し「雇われながら、自分らしく働く」というスタイルである「副業」を始める人も増えています。副業に関する詳細な説明は後述しますが、今の時代、この副業による働き方は非常に理にかなっているのではないでしょうか。しかし、「副業を始めよう！」としても簡単に始められるわけではありません。本書の後半では、副業を始めるためのワークが用意されていますが、小手先で副業を実践するというよりも、キャリア・デザイン全体を構築できるワークとしております。まずは、本業も含めて自身のキャリア・デザイン戦略を持つことが重要なのです。

1-2 どのような時代になっても自分軸で働くためのキャリア・デザインの3軸

　今の職場で働くにしても、新たに副業や起業を始めるにしても、重要なのは「自分らしく働く」ということです。そのためには、筆者は3つの思考軸を持つことが大切だと思っています。それは、「スキル」「モチベーション」「マーケットバリュー」です。では、順を追って説明していきます。

1-2-1　キャリア・デザインにおける3軸　「スキル」

　まず第1にスキルです。スキルには、大きく2つのスキルがあります。それは「ローカルスキル」と「ポータブルスキル」です。

❶　ローカルスキル

　ローカルスキルとは、特定の組織や企業でのみ通用するスキルで、例えば「上司の扱いが上手い」「院長の機嫌の良い悪がすぐにわかる」「事務長は経費削減が好きなので、その手の提案は通りやすい」などです。これは、その組織や企業で働く上では非常に重要ですが、他の組織や企業では通用しません。

❷　ポータブルスキル

　ポータブルスキルとは、特定の組織や企業は関係なく通用するスキルです。医療や介護では、病院や施設が変わってもそれほど大きく仕事内

容が変わることはないでしょう。それらのスキルは、大学や養成校で基本を習い、国家資格を得ているためある程度の「スキルの保障」はされた状態で働いています。よって、医療・介護業界では、本業である職場と非常勤先としての職場を2つ持っている人も多いでしょう。これは、医療・介護職は、もともとポータブルスキルが高い証左です。しかし、それは、業界内だけの話です。業界を超えてのポータブルスキルはどうでしょうか。ポータブルスキルの代表的なものに経営戦略、マーケティング、プレゼンテーションなどありますが、これらは医療・介護業界では「専門外」であり、意外に弱い場合が多いのではないでしょうか。むしろ、広告業界、アパレル業界、飲食業界などのサービス業では、売上のノルマや販売方法に従業員全員がきめ細かく関与するためこのようなスキルは高いのです。しかし、医療・介護業界は、患者や利用者の直接的な専門職としてのサービスは提供しますが、それ以外は、まったく知識や経験がないことも少なくないでしょう。

　筆者も経営コンサルタントで起業した15年前は、医療・介護業界で経営戦略やマーケティングのセミナーや書籍はほとんどありませんでした。よって、筆者は、医療・介護業界ではない、一般のビジネスセミナーやビジネス書で多く学びながら、それを現場で実践し経験を積んでいきました。今は、医療や介護に特化した経営戦略やマーケティングなどのセミナーや書籍がかなり増えてきたとはいえ、科長や部長クラスでないと法人からのセミナー参加は難しく、ビジネス書を読んでも、はやり最後はいかに実践を積むかが重要となります。

　しかし、これを個人的に副業でやるならどうでしょうか。例えば、自分の持っている知識や技術でオンラインセミナーを開催するとなれば、セミナーのコンテンツ自体は問題ないとしても、セミナーとして事業を成功さえるための「集客」「機材の購入」「動画編集スキル」などのスキ

ルも必要になってきます。もちろん、最終的に副業として成功するためには「黒字化」「収益化」は必須であるため、「お金に関するスキル」も必須となってきます。これは、どんな小さなビジネスでも同じです。誰もが最初は、不慣れで未経験なことが多く、大変だとは思いますが、それでも法人で来るか来ないかの出世のチャンスを待ってそこからスキルを身につけるよりは、自分で始めて実践を積めるのは副業の大きなメリットです。

1-2-2　キャリア・デザインにおける３軸「モチベーション」

　医療・介護の専門的なスキルを身につけるのにはどれくらいの時間が必要でしょうか。以前、ある医師から教えていただいたのは、医師では大学や研修医などを経て30歳くらいが「スタートライン」だということです。もちろん、そのほかの職種も同じでしょう。筆者も作業療法士として10年が経過した時、何となく一人前のスキルが身についた実感がありました。つまり、18歳で養成校へ入学し、13年以上かかっていることになります。つまり、スキルを身につけるのには、それくらいの時間が必要であり、それを継続できるモチベーションを持ち続けないとスキルは身につきません。

　どんなスキルを身につけるにしても、楽しいのは夢が膨らむ「始める前」で、始めてしまえば、辛くて面白くないこともたくさんあるでしょう。例えば、最初から会計や税金に関して詳しい医療・介護職はいないと思います。しかし、副業を始めれば、会計や税金の業務は、すべて自分でやらなければなりません。もちろん、会計士や税理士を雇えばよいですが、まだ売上が高くないうちは、アウトソーシングは費用がかかり

すぎて難しいでしょう。また、借入をする場合は、金融機関への収支計画やビジネスネルモデルのプレゼンも必要となります。

　つまり、未経験なことを多く経験しなければならないし、失敗すれば全部自分が責任をとらなければならないのです。そういった面では、副業で何をするかを選択する場合は、「お金が儲かりそうだ」「何か格好が良さそう」という理由だけで安易に選択するのではなく、自分が継続的にモチベーションを保てるものを選択しなければなりません。そのためには「自分は何がしたいのか」「自分は何が好きなのか」という自問自答を普段からしておくことが重要となります。

1-2-3　キャリア・デザインにおける３軸「マーケットバリュー」

　サラリーマンでの仕事と副業での仕事の大きな違いは、自分が直接、収益化に関わることです。医療・介護業界では、現場で働く専門職で、自分の職場のビジネスモデルを構築したり、収益増加の取り組みを進んでやったりすることは稀でしょう。ほとんどの場合は、経営者や事業所の管理者から指示が出てやり始めるのが通常です。しかし、副業では、それを自分でしなければなりません。どんなサービスであっても、あなたに顧客がお金を払わなければ、副業は成り立ちません。そのためには、「自分がやりたいこと」「自分が好きなこと」に加えて「世の中が求めていること」がかけ合わさったサービスを提供しなければなりません。

　特に医療・介護業界で、自分から患者や利用者を集客している人はほとんどいないでしょう。医療・介護の専門職の仕事は、「すでに顧客がいる状態」で語られる場合が多いため、自分で集客した経験が無いに等

しいのです。よって「良いサービスを提供すれば、顧客が来る」と勘違いする人も多くいます。もちろん、そのようなケースもあるかもしれませんが、ビジネスはギャンブルではありません。ある程度、収益化できそうなものをきちんとマーケティングし、マーケットバリューのあるものを提供しなければなりません。

　例えば、筆者の場合は、作業療法士の養成校の教員をしながら、経営コンサルタントとして副業を始めました。なぜ、経営コンサルタント選択したかと言えば、当時は理学療法士や作業療法士の養成校が乱立し、急激に理学療法士や作業療法士が急増していました。養成校で急増する現場にいながら「この急増している療法士を誰が管理するのだろう」と思っていました。そして、すぐに思いは現実となり徐々に病院や介護施設の経営者から「リハビリ部門の管理をできる人はいないか」「リハビリ部門の管理の方法を教えて欲しい」など依頼が来るようになりました。

　筆者以外にも副業や起業をしている療法士はいますが、うまくいっているケースに共通しているのは、マーケットバリューのあるサービスを提供しているということです。マーケットバリューのあるサービスとは単純に「需要があるのに、供給が無い」ものが多いです。

　例えば、ある企業が何かの介護機器を開発しようとした時に、経験豊富な介護福祉士を採用すれば良いですが、費用面や人物評などリスクが高いため、直接採用ではなく、アドバイザーとしてメンバーに入って欲しいはずです。その時に、介護機器の開発に関する「スキル」「モチベーション」を持ち合わせた介護福祉士がいれば、企業は必ず「欲しい」と思うはずです。そして、介護福祉士側もアドバイザーであれば、転職することなく副業として今の仕事を継続しながらアドバイザーとしても活躍でき、さらにそこで収益を得ることができます。

　逆に、例えば看護師があるテーマでセミナーを開催しようとしているとしましょう。しかし、そのテーマはすでに他のセミナー会社でも開催されていたり、インターネットで調べれば、ある程度の知識が得られたりする場合、どんなにセミナーの内容が優れていてもすでにそのセミナーには、マーケットバリューがほとんどないと言っていいでしょう。そのテーマにどれだけ自信があったり、他とは違うという自負を持っていたりしても、参加者を集めるのは難しく、収益化は困難です。よって、セミナーもマーケットバリューを意識しなければならないです。

1-3 今こそ始めよう、副業を始める３つのメリット

1-3-1　分散こそがリスク回避

　では、少し具体的な内容に入っていきましょう。今まで特に金融商品に対して投資の経験のない人でも「分散投資はリスクが低い」という言葉は聞いたことがあるでしょう。これは、株や債券などの金融商品への投資を行う場合、どれか１つにすべてお金をつぎ込んだ場合、もし、その金融商品が暴落すれば、資産をすべて失うことになります。そうならないために、投資をする場合は、複数の金融商品に対して投資を行うことで、リスクを回避しようということです。このような話は、お金の「出口戦略」です。しかし、「入口戦略」である、収入面ではどうでしょうか。１つの収入源しか持たない場合、資産や生活のすべてを勤めている医療機関や介護施設に依存していることになります。今、医療機関や介護施設は、人口減少、報酬改定による収入減少、そして、新型コロナウイルスという３つのリスクを背負いながら経営をしています。よって、働く人が定年退職まで今の規模、今の収入、今の給与が継続する保証はどこにもありません。また、雇用が継続されたとしても、年功序列方式で給与が増え続ける保証もありません。

　つまり、これからの時代は、１つの収入源しかないということは、非常にリスクが高いのです。分散投資のように、分散収入を得ることは、ただ収入を増やすというだけでなく、逆に生活を安定させるためのリスク回避になるのです。

1-3-2　人口減少時代は、時間からスキルに変わる

　副業を始めるということは、自分でビジネスを持つということであり、どのような規模であっても「経営者」になるということです。サラリーマンにとって重要なのは「勤務時間通りに働くこと」です。特に、医療機関や介護施設には施設基準があり、資格を持った職員が診療時間やサービス提供時間にその場で働いている必要があり、「働く時間＝労働価値」となっていました。

　しかし、これが医療機関や介護施設の人材不足を招き、地域によっては、急性期病床や通所介護の供給過多を招き、非効率な提供体制が作られています。国はこれを解消するために、診療報酬や介護報酬制度で調整をしています。そして、ここ数年で特に取り組まれているのは働き方改革であり、今まで専従配置の要件を専任に変えたり、非常勤でもある一定の勤務日数や勤務時間が確保できれば、非常勤の組み合わせでも常勤換算できるようになってきました。つまり、今までのように時間による労働価値の要素は徐々に低まり、「あなたは何ができる人なのか」というスキルが求められるようになります。

　もちろん、「○○の手術ができる」「□□の看護が得意」「認知症ケアには自信がある」というような専門職としてのスキルがあります。しかし、他にそのスキルを持っている人が同じ職場にたくさんいたり、客観的にそのスキルが評価できない場合は、マーケットバリューとしての労働価値が上がることは無いでしょう。今の職場で評価を上げ、出世を目指すならば、ローカルスキルを磨く必要があるだろうし、今の職場外での副業を始めるなら、ポータブルスキルを磨く必要があります。いずれにしても、副業を始めるためには、何かスキルが無いと難しいでしょうし、逆に世の中にとって必要なスキルを持っていれば、それは副業がで

きる大きな武器となるでしょう。

1-3-3　モチベーション高く一生、続けられる

　どんなスキルを持って副業を始めるかですが、やはり自分が得意なことや好きなことでモチベーション高く取り組めるものが良いでしょう。例えば、筆者は、作業療法士の養成校の教員時代から医療介護の専門誌への執筆を依頼されて収入を得ており、これは副業の１つでした。そして、ありがたいことに、もう 10 年以上、執筆の仕事は途切れることなく依頼され、ここ数年は、書籍の執筆も増えています。筆者は、昔から文章を書くことは苦痛ではなく、自分のために勉強したことをまとめたり、考えを整理したりするために文章をあたり前のように日頃から書いていました。そして、それを試しに自分のブログに掲載してみたところ、それを見た雑誌の編集者から執筆の依頼が次々と来ました。つまり、最初から専門誌への執筆で収入を得ようとか、書籍の執筆で印税を稼ごうとしていたわけではなく文章を書くこと自体が好きなのです。だから、プライベートな時間を削ったところで、それは本業のように「与えられた仕事」ではなく、「自分の好きなことが仕事になっている」ため続けられます。

　人は誰でも得意なことや好きなことはあるはずです。ただ、それがそのまま仕事になることは少なく、筆者のように形を変えて仕事になることも多くあります。いずれにしても自分は何が得意で何が好きなのかを自分自身が理解している必要があります。ぜひ、本書のワークを積極的に活用してください。

1-4 変幻自在にキャリアを転換せよ

1-4-1　プロティアン・キャリアとは

　医療・介護業界を取り巻く環境は、変化しています。しかし、毎日、現場で患者や利用者と接している医療・介護職は外部環境の変化に気づきにくいものです。それは、通常、外部環境に合わせて内部環境を変化させるのは、医療や介護の現場発信ではなく、経営層からの指示だからです。筆者は、コンサルタントして診療報酬や介護報酬に詳しいですが、現場の職員でそこまで詳しい人はほとんどいません。また、経営層でも自分の診療圏や営業圏内の人口動態や競合施設の情報を知らない場合も珍しくありません。

　また、医療・介護職個人に直接関係ある外部環境としては、社会保障制度改革、働き方改革など給与や処遇に直接影響を与える部環境の変化に対して、どこまで理解し対策を講じているでしょうか。副業をする場合、このような外部環境にもある程度は精通している必要があります。

　そして、今後は、このような外部環境の変化に合わせて自分自身のキャリアを変幻自在に変えていく必要があります。このような考え方を「プロティアン・キャリア」と言います。

　プロティアン・キャリアは、ボストン大学のダグラス・ホール氏が2000年代に提唱した比較的新しいキャリア理論であり、「キャリアは、組織によってではなく、個人によって形成されるものであり、キャリアを営むその人の欲求に見合うようにその都度方向転換するものである」

との主張を提示し、変幻自在の意味を持つ、ギリシャ神話のプロテウスになぞらえ、「プロティアン・キャリア」と表現しました。

図表 1-1

項目	既存キャリア	プロティアン・キャリア
環境	環境変化を前提としない	環境変化を前提とする
主体	会社・組織	個人
コア価値観	昇進・権力	自由・成長
重要な成果	地位・給料	自己の心理的成功
重要な姿勢	組織コミットメント	仕事満足感・専門的コミットメント
重要なアイデンティティ	私は何をすべきか（組織における気付き）	自分は何がしたいのか（自己理解・自己への気付き）
重要なアダプタビリティ	組織でどうやって生き残ることができるか	市場価値・現在のコンピテンシー

　このプロティアン・キャリアが既存キャリアと大きく違う点は、まず、外部環境の変化を前提として、主体を今までのような会社や組織ではなく、個人においているところです。よって、既存キャリアのように主体が会社・組織であれば、変化する点としては、会社・組織の利益のために合理的になるような雇用制度や管理システムの変化となります。しかし、個人に主体が置かれれば、変化する点としては、自由・成長、心理的成功などの主観的な要素が強くなります。つまり、会社・組織では重要視されなかった個人の主観的な部分が、今後は非常に重要になり、これ次第でキャリア・デザインが大きく変わってくるということです。

1-4-2　マーケット・イン

　外部環境に合わせて自分のキャリアを変幻自在に変えていくということは、外部環境に対して敏感になる必要がある。マーケティングの用語に「マーケット・イン」と「プロダクト・アウト」というのがあります。

　① 　マーケット・イン
　　　市場の風潮、ニーズにこたえる形で企業が商品やサービスを投入していくもの
　② 　プロダクト・アウト
　　　企業が持つ強みや得意分野を追求し、商品やサービスを市場へ投入していくもの

　つまり、同じように商品やサービスを市場へ投入するとしても、その考え方は真逆となります。医療・介護業界は、どちらかと言えば②プロダクト・アウトであり、自分たちの専門性を高めて、それを市場へ投入しているケースが多いでしょう。しかし、前述の通り、医療・介護業界も人口減少、報酬改定、コロナ禍という避けては通れない厳しい経営環境に置かれているため、徐々に、プロダクト・アウトの限界が来ており、医療・介護業界でも徐々に①マーケット・インを採用する医療機関や介護施設が増加しています。

　では、個人ではどうでしょうか。考え方は全く同じです。今までは、自分たちの雇用や生活を保障してくれていた職場自体がマーケット・インへ変わってきています。そうなれば、そこで働く医療・介護職も環境の変化に敏感にならざるを得ないでしょう。今までは、時間通り働き、

上司の言うことを聞いていればよかったかもしれませんが、それでは、環境の変化に対応できません。自ら情報を収集したり、人脈を増やしたりして、環境の変化に個人で対応していかなくてはなりません。

　つまり、医療機関や介護施設の企業・組織にしても、そこで働く個人にしても、プロダクト・アウトが通用しなくなり、マーケット・インの考え方へ移行しています。おそらく、このような流れに敏感な医療・介護職はすでに、情報収集を始めたり、副業を始めたりしている人もいるでしょう。しかし、それを職場で口外すれば「今の職場で大丈夫だ」「資格があるから安泰だ」という副業に対する反対意見に遭遇するでしょう。しかし、気にすることはありません。プロティアン・キャリアの考え方では自分のキャリアは自分のものです。今は、働き方改革の真っ只中です。つまり、改革中であり、その変化に敏感な人とそうでない人の意見が対立するのはいつの時代もあることで、時代に合わせていち早く行動を起こす「ファーストペンギン」は批判の対象となります。よって、新しい働き方を求める場合には、わざわざ口外する必要もなければ、今の職場を否定する必要もありません。

　そして、副業は、今の職場があって成り立つものです。今の職場で一定の収入を得ているから、すでにそこで生活は保障され、その保障の元、副業にチャレンジできるのです。よって、批判や否定ではなく、むしろ感謝しながら働くべきなのです。

1-4-3　新しい時代に備える上でのキャリア・デザインと学び方の変化

　さて、ここで副業の本題に入る前に、コロナ禍におけるキャリア・デザインについて考えていきましょう。これから筆者が変幻自在にキャリ

アを歩んでいるために必要だと思うキャリア・デザインと学び方の変化について解説します。

　まず、これからの副業を実践するためのキャリア・デザインに必要な視点は**図表 1-2** の通りです。

　この要点をわかりやすく**図表 1-3** ように 3 つにまとめ、1 つ 1 つ掘り下げて考えていきます。

図表 1-2

既存のキャリア	ウィズコロナキャリア
フレームワーク型のキャリア形成 ・年功序列・階層組織で管理しやすい ・個々の思考を育み、能力を高めてにくい構造	枠ではなく軸足型のキャリア形成 ・個々の成長促進が促されやすい ・カオスを防ぐルールづくり、二極化が強まる
メンバーシップ型採用 あくまで組織「枠内」でのキャリア	ジョブ型採用・折衷型採用 組織を「軸」としてキャリアを形成

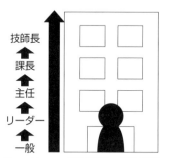

Time Base＝時間労働・年功序列

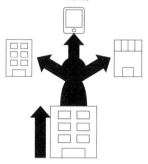

Asset Base＝価値労働・資産

技師長
課長
主任
リーダー
一般

図表 1-3

	既存キャリア	ウィズコロナ キャリア
型・働き方	フレーム （枠組）	軸
採用・管理	フレンドリー シップ型	ジョブ型
成果・評価	Time base （時間）	Asset base （資産）

　既存のモデルとしては、病院や介護事業所に就職し、組織や職能団体キャリア・ラダーに沿ってキャリアを構築しという「与えられたフレーム」でのキャリア形成が一般的でした。これは「年功序列・終身雇用制度」の設計上成り立つ「就社」モデルともいえます。つまり、職業ではなく医療機関や介護施設などの「組織に就業する」という意味合いが強くあります。

　これは、元々敷かれたレールを進んでいくことが正しいことだとされ、決められたルールに従うことが最善であるとする型です。この型は、言うなれば、現代社会に求められている柔軟性・創造性を育みにくい土壌となっています。質の担保されたマンパワーを確保する前提であり「高度経済成長期」の日本の育成モデルそのものでした。

　医療・介護職は、専門職であるため「知識・技術を身につけて質の担保をする」という観点から、この型そのもの自体を否定するものではありませんが、この"型"だけですべての外部環境の変化を補完できない時代になってきました。

　この型は今後キャリア・ラダーのセーフティーネットとしての色合いが強くなっていくものと予想しています。つまり、従来であれば、組織

が用意したキャリア・ラダーに沿って成長していくことがすべてでしたが、これからは、"必要だけどそれだけでは十分ではないよね"というイメージです。

　では、ウィズコロナ時代の型はどうでしょうか。今後は「軸」を基点にキャリア・デザインを形成することになると予想しています。今後のキャリア・デザインは、**図表1-4**のように単線型ではなく、スパイラル型でたくさんの経験を早い段階から複合的に蓄積していくことが求められます。その結果、早期に経験を多分に積める人とそうでない人での"2極化"が加速度的に進むことが予想されます。

図表1-4

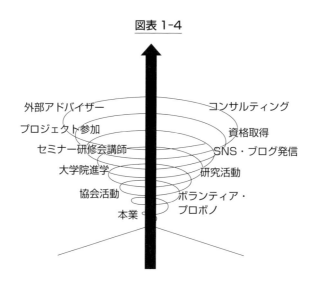

　今までは、図表1-4の左側だけにキャリア・ラダーが用意されていました。しかし、今後、副業を行うのであれば、それと同時に右側のボランティア・プロボノにて、組織外の活動経験や人脈作りに始まり、そして最終的には、本業での専門知識や技術を活かして、外部発信やコンサ

ルティングなどのスキルを身につけて副業となっていきます。

　また、今では、副業しようにも時間の制約がありました。しかし、今はオンライン化が進み、5G のインフラが整う中ではこの視点があるかないかで「今の職場だけで働く人」と「副業を行う人」の二極化が一気に進むと考えています。

　さらに、副業のスキルの身につけ方も大きく変わります。今までは、本業が終わった後にカルチャースクールに通ったり、通信教育で資格取得をしていましたが、オンラインによって、簡単に学べるようになり、今まで自分が学べなかったことも比較的簡単に学べるようなってきました。

　特に、自分のスキルを外部発信するための SNS の使い方や動画編集、プレゼンテーションなど医療・介護職では経験のなかったようなスキルもオンラインで気軽に学べる時代です。今までは、他の分野や業界のスキルを身につけるのは抵抗があったかもしれませんが、このような「越境学習」が容易に行える時代になり、さらに、コロナ禍や 5G 導入でどんどん加速していくことでしょう。

第2章

この分野で勝負しろ！
個人・企業・社会の変化から
見えたネクストキャリア

ウィズコロナ時代の
医療・介護職のマーケット選択

2-1 | マーケティング視点から成長する領域を選択する

　未来を語る上で、筆者が大事にしているのは「過去のデータを踏襲し、現在の状況を理解し、未来に向けて仮説を立てる」という思考プロセスです。この思考プロセスから、これからを担う若い医療介護職が、保険内外問わず、未来に向けて「どの分野で、どう働き、そこで何をすればいいか」について考えていきたいと思います。

　まず、この**図表2-1**を見たことはありますでしょうか？

　これは、前著『医療介護職のキャリアデザイン戦略』にも載せた、PPM（PRODUCT PORTFOLIO MANAGEMENT：プロダクト・ポートフォリオ・マネジメント）という手法を表したものです。BOSTON CONSULTING GROUP（ボストン・コンサルティング・グループ）が提唱したマーケ

図表2-1

高　↑市場成長率↓　低	花形製品 （star） 成長期待→維持	問題児 (question mark, problem child) 競争激化→育成
	金のなる木 （cash cow） 成熟分野・安定利益→収穫	負け犬 （dogs） 停滞・衰退→撤退

大　←相対的マーケット・シェア→　小
成長―シェア・マトリクス（BCGマトリクス）

ティング手法の1つになります。市場成長率（製品ライフサイクル）と相対的市場占有率（経験曲線効果）を2つの軸とし、自社の製品や事業を分類。これらを組み合わせて、それぞれの分野に対する経営戦略を決定するものです。

　このPPMを用いたキャリアへの応用を改めて簡単に解説をします。考え方としては、数多あるマーケットの選択肢の中において、上記①・②・③の3つの要素を満たすことができれば（掛け合わせにより）ベターな選択といえます。

①　成長率が高いマーケット（分野・領域）
②　相対的な市場シェアが高くなる可能性がありそう（希少性）
③　自分の特性に合っている（能力・価値観）

　③の「自分の特性に合っている」という点では、「価値観」「能力」

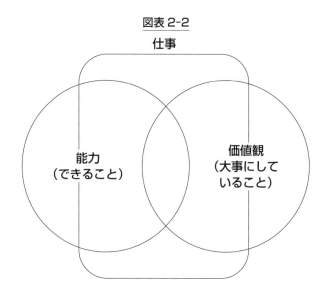

図表2-2
仕事

能力
（できること）

価値観
（大事にして
いること）

「仕事」の三位一体の**図表2-2**を含めて考えます。この部分で大事になるのは、「自分はキャリア選択時に何を大事にしているのか？」という問いです。この問いに対する判断軸を「能力」や「価値観」に照らし合わせて明確にしておくことは非常に有用です。その前提を整えた上で、スキル・アップなどの成長、裁量権があるかどうか、給与、経験値、メンバー、ワークライフバランス、理念やビジョンへの共感などいろんな判断軸を考慮すればいいわけです。

図表2-3

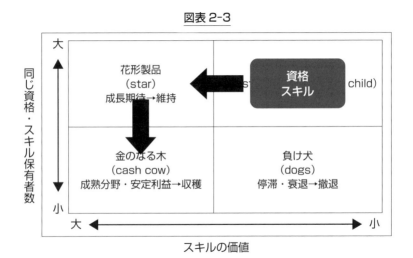

例えば、先ほどのPPMを「スキルの価値」「スキルの保有者数」と応用し、**図表2-3**のように今の自分の実力よりも上の仕事にチャレンジしてスキルを上げたいと思っていたとします。その場合、そのスキルを身につける上で、自らは現在どの程度の実力で、スキルにどの程度の価値があり、どこのマーケットに行けば成長できると考えているか、といった問いを自らに課して戦略を練り、戦術を実行する必要があります。

しばしば、筆者は『立ち上げの病院や事業所にいくと「成長する」

か？』と質問をされますが、これに対して『自分の能力以上の仕事をやる機会が多いため、成長するチャンスは多い』という回答をします。学生や若いうちは能力的には未熟なのはもちろん、価値観が醸成していない場合がほとんどです。つまり、上記した③の軸は深く考えるというより、シンプルに「何したいか」「何が好きか」「どんなことにチャレンジしたいか」「どんなことが向いていそうか」というレベルで考えればいいわけです。その上で、「スキルを上げたい」「希少性を高めたい」という戦略を描くには、「成長するマーケット」「成長機会の多い病院・会社はどこか」を見極められるかが非常に重要な要素になるといえます。

　読者の方々も、一度や二度ロールプレイングゲーム（ポケモンやドラクエ）をし、「レベル上げ」を経験したことがあるでしょう。これは、レベルが低いポケモンを育てる場合に最初にレベルの低いポケモンを出して、すぐに引っ込めて強いポケモンにチェンジして、相手を倒す。そうすると「経験値」がそのレベルの低いポケモンにも入り、徐々にレベルアップしていくという戦略ですが、これがまさに「能力がない状態」での戦い方といえます。そして、そのレベル上げを"してもらう"強いパーティに加わる（環境）ために「自分を選んでもらえる（能力・魅力・価値観）」ことが大事になります。これが、キャリア戦略を考える上でも非常に有用となります。

　この「強いパーティに加わる」というのが、「いい病院」「いい会社」に入ることにはなりますが、"今の時点での～"それではなくその会社や病院が「成長しているマーケット」であるかどうかを視点として持っておくことは大事になります。この部分が前述した①、②の部分に当たります。この選択は特に若く、経験が未熟な段階ではかなり重要になります。

2-2 筆者の起業プロセスは「ギグワーカー」×「マーケットの成長・占有」

　筆者の例にはなりますが、リハビリメディア「POST」を運営する㈱メディカルエージェンシーの立ち上げ参画を作業療法士5年目の27歳の時にするという選択をしました。それまで全くメディアの「メ」の字も知らずに、Web界隈の知識も全くない状態にもかかわらず、関わることを決めました。

　その際「決断」に至る上でのプロセスは以下のようなものでした。

【思考プロセス】
① PTOTSTの若手人口が急激に増えてきておりこれから若手向けのプラットフォームは重宝される
② 競合が多くないためしっかりと構築をしていけばシェアをとれる
③ 働き方が見直されているタイミングで多くのキャリアに迷う若手の指標になる
④ メディアには携わったことはないがWebやIT自体は今後医療専門職にも必要となり、コア・スキルになり得る
⑤ 上記よりマーケットは成長し、マーケットの中でシェアが取れ、立ち上げ経験もできるため自らの能力開発や今後のキャリアに活かされる要素が多い

　これらを踏まえ、かつ一緒に創り上げるメンバーも同世代で未来を創っていく点で強く共感したため参画に至ったという経緯があります。

ちなみに、その時は「本業を持った形」での副業起業でした。今でこそ、副業起業は珍しいものではなくギルト型組織（＊）という用語が使われるようになってきましたが、今から7年前そのようなスタンスで会社を起こしたのも時代的には先取りしていた気がしています。

　これに関して、作家の橘玲氏は著書『働き方2.0vs4.0 不条理な会社人生から自由になれる』で、これからの働き方の1つとしてギグエコノミー（ギルト集団）を提唱しています。POSTの構築していく上でも、企画を立てる人、全体をディレクションする人、撮影する人、編集する人、ライティングする人、とそれぞれのスキルや適性に応じて実働チームが組まれます。これだけの説明では、企業のような組織と同じように感じられますが、このメンバーは同じ組織内外問わず、フリーランスの方々ともプロジェクト単位で協業する形です。自由度が高く、オープンな関係性で、メンバーのいずれも拘束、束縛されない形態のもと築かれたチームという反面、「個として行えるスキルが明確」「全体を束ねて推進させていく力」が重要になります。働き方の幅が広がり、副業・複業も一般的になってきた今の時代だからこそ、ひとつの企業や組織に所属しながらギグワーカーとしてプロジェクト単位で参画する道も大きく広がってきています。

　上記、創業に至ったプロセスでも示したように、専門職としてキャリア選択をする際に、どういったキャリアを歩みたいか、どういったスキルを身につけるべきか、誰と働きたいか、を考える人は多いです。ただし「どこではたらくか（どの病院、どの領域、どの課題に向けたソリューショ

〈用語の整理〉
＊ギルト型組織：市場に対してオープンな、束縛されることのないタレントによって構成された、関係性を軸とした人的集合体。自由性の高さを尊重して構成されたプロジェクトチーム。

ン開発)」という客観的な環境因子を、近視眼的でなく大局観的に考える
と、一歩踏み込んだ「戦略的なキャリア」を歩めるはずです。その仮説
を立証するために、まずは副業としてギグワークしてみることもおスス
メです。

2-3 ウィズコロナで進化が加速する分野と取り組むべき社会課題

　前項で「どのマーケットで勝負するべきか」の思考プロセスに必要な要素を紹介しました。

　本項では、具体的にウィズコロナ時代、2020年以降の医療・介護職に関わる成長マーケットを予想します。

　未来のマーケットを予測する時にPEST分析を用いることが多いです。PEST分析とは政治（Politics）、経済（Economy）、社会（Society）、技術（Technology）の頭文字をとったもので、マーケット環境を分析する際のフレームワークの1つになります。詳細については割愛しますが、こうした視点を持った上で未来のマーケットを予想することがキャリア・デザイン上も重要になります。

　今回は、アスタミューゼ株式会社がウィズ／アフターコロナ後の個人・企業・社会の各セクターで起こり得る変化をデータを基に算出した、「With/Afterコロナで進化が加速する20分野の未来と、解決が早まる26の社会課題　〜「個人」「企業」「社会」で、短期、中期、長期それぞれにおけるWith/Afterコロナがもたらす変化とは」というレポート（＊）を参考にしていきます。

＊補足

　世界80か国、約2億件に及ぶ新事業、新製品／サービス、新技術／研究、特許情報、投資情報などの自社データベースを元に、現在、経済や生活に大きな影響を及ぼしている新型コロナウィルスに関し、今後どうなっていくのかを

「個人」「社会」「企業」の各レベルで、短期（〜６か月）、中期（６か月〜３年）、長期（３年〜）において分析し、それぞれの視点で "With/After コロナ" がもたらす変化を見通すために押さえるべき成長分野、社会課題を抽出・整理したレポート。

　このレポートの中で示されている内容を元に筆者が作成した**図表2-4**（一部編集）を示します。

　「個人」「企業」「社会」という対象軸と、「短期」「中期」「長期」という時間軸の中で、「未来をつくる成長領域（枠内「・」の箇所）」と「未来に向けて解決すべき社会課題（枠内「◆」の箇所）」に分けて示しています。この内容を１つひとつ細かく説明していくのも面白いですが、本書では今後医療・介護職が担っていくべき「成長マーケット」と「解決すべき社会課題」を筆者の独断でピックアップして書き進めていきます。ピックアップすると、上記のような　　　　部分がカバーできます。

　本書では主に「中期」「長期」を中心に考えていきます。この時間軸という点については、先程のPPMで説明するとわかりやすいのですが、『成長している「花形製品」をつくる上でいかに今後成長する可能性がある「問題児」をたくさん準備して「花形製品」に移行していくかどうか』、新規事業・新製品開発ではこのプロセスが非常に重要となります（特に移り変わりが激しいIT・アプリ開発企業などは）。これは早すぎてもダメで、遅すぎてもダメになります。リリースまでの過程で色々プロセスはありますが、タイミングの見極めは重要になります。これが「時間軸を意識すること」の重要性となります。つまり、キャリア・デザインをする上でも短期で成果を出す足元の部分と、中期・長期で成長をもたらす投資の部分、このバランスは非常に重要になります。

図表 2-4

	短期	中期	長期
個人レベルの変化	感染防止のための「三密」回避＝外出控える生活	①孤独感の増大／新たな娯楽の追求 ・メンタルヘルスケア　・コミュニケーションロボット ・パーソナルロボット ・ヒューマンコミュニケーション　・プロアクティブライフ ・スポーツ観戦・体感・ゲーム・eスポーツ ◆孤独と自殺を低減する社会を実現 ◆社会的孤立がなく全ての人が働きがいのある社会を実現する ②運動不足／健康への意識高まり ・介護／生活支援ロボット ・インテリジェントスポーツ／スマートスポーツ ◆健康寿命の長い社会を実現する	①働き方の多様化 ◆過重労働から解放され人間らしい創造性を生かした働き方ができる社会を実現する ◆ライフイベント、ライフスタイルに合わせて自由な場所、形態で働き続けられる社会を実現する ◆就労支援や賃金の地域格差を低減して働きがいのある社会を実現する ②過密地域のリスク増大／地方移住 ◆地域格差のない教育・職業訓練・先端技術へのアクセスを拡充する社会を実現する ◆全ての人が時間や場所を問わず情報ネットワークを利用できる社会を実現する ◆過疎地や遠隔地でも格差なく暮らせる社会を実現 ◆人口密集による問題を低減して持続可能な都市環境構築
企業レベルの変化	在宅勤務の推奨・不確実環境下での投資抑制	③事業のオンライン化 ・動画配信／制作技術　・スマートオフィス ・次世代ディスプレイ・次世代デジタルサイネージ ◆不正なアクセスとサイバー犯罪を根絶する社会を実現する	③地理的リスク・感染拡大リスクの少ないサプライチェーンの構築 （地産地消 or グローバル分散の加速） 運転支援・自動運転・交通事故防止 ・交通／物流IoT ・ファクトリーオートメーション ・産業ロボット
社会レベルの変化	COVID-19治療への投資集中	④教育・医療のオンライン化 ・予防医療・見守り・地域包括ケア ・データヘルス・医療ビッグデータ ・生体情報デジタルヘルス　・遠隔医療・遠隔手術 ・手術ロボット・手術支援システム ・教育 EdTech ◆個人に最適化されたプレシジョン医療が受けられる ◆全ての人が適切に医療や保健サービスを受けられる ◆全ての人が適切に薬を利用できる社会を実現 ◆医療人材の育成と排出を促進し医療技術を向上させる	④治安低下／新たなセキュリティの構築 ◆家庭内暴力を根絶する社会を実現 ◆テロリズムを含むあらゆる暴力を根絶する ◆犯罪組織による暴力や違法取引を排除する ◆暴力以外の犯罪を予防・防止・抑止する社会
		⑤不景気／資本主義への不信・新たな経済的安定性の追及 ◆健康で文化的な生活を全ての人が享受できる ◆貧困や格差を防ぐためのビジネスエコシステムを拡充する ◆必要とする全ての人へ栄養ある食料を生産・供給できる社会 ◆校正で透明性の高い公共機関を運営する社会 ◆世界的な経済の安定を目指すビジネスエコシステムを拡充 ◆コミュニケーションにおいて文化・言語の違いによらず協調的に発展	

出典：With/After コロナで進化が加速する 20 分野の未来と、解決が早まる 26 の社会課題

2-3-1 「長期的」に関われる部分は "働く人" をいかに支援するか

　長期に関しては、見通しとしては少々抽象的な表現も多く、また時間軸としても３年後以降というスパンなので予想は難しい面があります。ただし、筆者が少しずつ息吹を感じつつあるマーケット領域が記載をされている点は注目したいと思います。その１つが、「個人レベル」での「"働き方の多様化"に関する課題」の部分になります。この点の前提理解としては、これから「個人がそれぞれの価値観に基づいて働く社会」が到来すると予想されている点です。多様化・自由度の高い社会というと聞こえがいいですが、自己責任が伴い常に自分の頭で思考し続けないといけない社会とも言えます。そうなった場合、労務面・人事制度の見直しはもちろんのこと、個々人へのキャリア支援をしていく必要性が高くなるとも考えています。

　筆者は国家資格キャリアコンサルタントを取得していますが、現在、日本は、国策として取得者を増やしており、こうした面を支援できる人材確保に動いている可能性も考えられます。実は、筆者の周りで医療・介護職のキャリアコンサルタントの有資格者は増えてきています。まだまだ、取得者の中でも活かし方がわからないと言う人は多いですが、専門的な知識や慣習がはびこる医療・介護領域に医療・介護有資格者が必要とされている部分は多分にあると予想します。さらに、就労支援領域についてもサービス管理責任者として医療・介護職が勤務することも増えてきています。筆者も関わっている会社で就労支援事業を行っていますが、「認知評価」や「遂行機能」、「動作分析」、「作業分析」など医療・介護現場で行われているアセスメントはフィットする要素が多いです。

2-3-2 「中期」について医療・介護職が関われる部分が多分にある

　　　で示したカバーする部分が多く、職域開拓の本丸はこの「中期」に秘められているかもしれません。中期は6か月から3年を見込んでいますが、この期間で新たな職域・領域にチャレンジしていく価値があるといえます。中期では、まず「個人レベルの変化」に対しての、「孤独感の増大／新たな娯楽の追求」に関して触れていきます。

　ここで言う孤独感の増大に関しては、三密を避ける・自粛する中での物理的距離が招く影響が多分に含まれていると推測できますが、メンタルヘルス領域への参画は以前にもまして医療・介護職に求められる部分になると予想します。この分野で産業精神保健等への活躍の場が大きく広がる可能性はあります。この点について、マインドフルネス分野での研究やVRの開発などは進んできており、新たな形に向けての「種まき」は進んでいると理解できます。また、「社会的孤立がなく全ての人が働きがいのある社会の実現」に向けては、医師の西先生が日本で広めている『社会的処方（＊）』という考え方に大いなる可能性があるかもしれません。

　現在、日本の高齢者のうち約30％が「つながりがない」＝社会的孤立の状態にあるといいます。また、孤立は運動や飲酒の有無、肥満度よりも寿命に大きな影響を及ぼすことも研究でわかってきています（それ以外に認知症や自殺にも影響があることも）。そして、社会的処方の要になる

〈用語の整理〉
＊従来の医療の枠組みでは対処が難しい問題に対し、薬ではなく「地域での人のつながり」を処方すること（明確な定義はない）

のがリンクワーカーと呼ばれる仕事です。社会的処方をしたい医師からの依頼を受けて、患者さんや家族に面会し、地域活動とマッチングさせる仕事だそうです。イギリスでは研修システムと資格の認定を行う「制度」として行われていますが、筆者はこの職域を地域の医療・介護職が担えそうではないかと考えています。

　次に、介護や生活支援ロボットの領域については、もうすでに多くの医療・介護職が関わっています。介護分野においては、厚生労働省や経済産業省が主体となって、ロボット技術の介護利用における重点分野を設定し、高齢者や障害者を支援、あるいは介護する人の業務を支援するための「介護ロボット」の開発、普及が進められています。その中でも、徘徊行動のある認知症患者の「見守り」は、介護ロボットの重点分野の１つであり、多くの企業が見守り支援システムを開発し、製品化しています。まだまだ、現場への浸透が進んでいるとはいいがたいため、研究・開発する立場だけでなく、現場と接続する立場として重宝される可能性もあります。

　最後に、「社会レベルの変化」で中期的に関われる面について触れます。ここで示されている成長分野として挙げられているもので医療・介護職が関われそうな面を以下に示します。職域開拓の可能性は多分にあると考えられます。

　・予防医療・見守り・地域包括ケア
　・データヘルス・医療ビッグデータ
　・生体情報デジタルヘルス
　・遠隔医療

　予防医療や見守り、地域包括ケアについては他でも多く触れてお

り、多くの医療・介護職が「成長分野である」と理解いただけるためこ
こでは割愛します。データヘルスやビッグデータに関しても同様にこれ
からの成長分野と言えます。最近だと、2020年4月に日本で初の「ヘ
ルスデータサイエンス専攻」の大学院が横浜市立大学に開設されたのは
記憶に新しいです。医療ビッグデータについても、詳細は割愛しますが
保健・福祉・医療の現場でもその活用場面は増えつつあります。

　こうした大規模なヘルスケアやレセプトデータを分析し活用する形と
して、公衆衛生分野の専門家とする医療職が研究・ビジネスシーンで活
躍していくことも可能性として大いにあります。医療・介護業界では、
まだ一部の領域でのみ活用されているに過ぎず現場で働く上ではあまり
馴染みがないかもしれませんが、データヘルスしかり、ビッグデータし
かり、今後医療・介護職が働く中で“当たり前”に触れるようになると
思われます。例えば、エビデンスに基づき「ガイドラインに即したアプ
ローチ」はその一端といえるでしょう。社会医療費がひっ迫する中では
必須といえます。このように、サービス構築する側でない医療・介護職
も「いかにして活用するか」という点を意識し、個人単位でもビッグ
データを活用していくことが求められます。

　遠隔医療領域も可能性としては大きくなります。遠隔診療がコロナ禍
で大きく進み、ハードルはあるものの、リハビリテーション領域、予防
医療領域、介護領域でも試験的に行われている部分もあり、今後大きく
成長する可能性があります。

2-4 マーケット選択まとめ

　ウィズコロナ時代（2020年以降）に医療・介護職が活躍できる可能性があるマーケットについて独断で書いてきましたが、これからも医療・介護保険下が大多数であることは間違いありません。ただし、遠隔医療やビッグデータの活用、在宅医療の推進などその"在り方"は大きく変わるかもしれません。そして、保険外で活躍して、社会課題の解決に邁進する医療・介護職が多くいることも理解しておくべきです。どちらが「すごい、すごくない」ではなく、各々の領域で対峙する課題に対して解決にむけてチャレンジし、役割をしっかり全うしてくことこそが重要です。

　そして、自分がキャリア戦略をたてる上でどういった「マーケット（環境）」に身を置くことが一番成長できるかを考えてほしいと思います。そのはじめの一歩、環境に触れる点で「副業」で越境学習的な観点で関わってみることはおススメです。

第3章

「副業」をする前に
知っておくべきこと

3-1 現在の「医療・介護職」が抱える 4 つの課題

　1 章、2 章では、これからの働き方の全体観、成長が予測される領域を整理してきました。そうした知識ベースでの前提理解をした上で、3 章では医療・介護職が働く上で抱える 4 つの課題を整理していきます。

3-1-1　社会保障という「プラットフォーム上」の職業（課題①）

　国がイニシアチブをとる医療保険・介護保険には改定がつきものですが、改定により得られる報酬が変化するのが医療・介護職の宿命です。少し飛躍した表現をすれば、われわれ医療・介護職は「株式会社日本国」のプラットフォーム上で働いている身になります。何事もそうなのですが、こうしたプラットフォームに依存する働き方というのはやはりリスクがあると考えます（＊もちろん、セーフティネットとしての保険制度を否定しているわけではありません）。

　また、今現在の診療報酬・介護報酬の仕組み自体は「個人の技術」が尊重されているとは言い切れません。例えば、腕がいい外科医とそうでない外科医でも同じ術式の場合、得られる報酬が同じだったりします。腕がいい理学療法士と新人理学療法士でも得られる報酬は同じ。もっと言えば、新人が同じ効果を出すのに 20 分かかることをベテランが 5 分で行ってしまった場合です。20 分「身体をしっかり見てくれた」新人が患者から賞賛され、5 分で治療したベテランが「しっかり見てくれな

かった」とクレームになることもあります（成果と満足度の関係）。腕のい
い外科医が自由競争の米国に行ったり、腕のいい理学療法士が自費のコ
ンディショニングサロンを開いたりする現状もあり、頑張って実力を磨
いているのにもかかわらず、実力がある従事者にインセンティブが得ら
れにくい仕組みとなっているのは「キャリアパス」としては大きな課題
といえます。

3-1-2　2040年・2045年問題（課題②）

　これはあくまでも仮説レベルなのですが、高齢者人口のピークが
2040年でそれ以降に高齢者人口が減るとの試算が出ています。国策で
団塊の世代が後期高齢者になる2025年以降に合わせて増産された医療
介護職にとってみれば、対象者が減ることは死活問題にもなり得ます。
なおかつ2045年にはAIが様々なテクノロジーを代替すると言われて
おり、仮説通りになれば多くの医療・介護職は「対象者減」「生産性の
高まり」により仕事がなくなってしまうリスクがあります。
　仮にそうなった場合に求められるのは自分自身の売り・独自性です。
これを見出せずに大勢の中の1人になってしまうと雇用自体危うくなっ
てしまう可能性すらあります。

3-1-3　過度な労働集約型・サービス残業が当たり前の 働き方（課題③）

　医療分野については、昨今「働き方改革」に関する様々な検討会が行
われ、報告書としてまとめられるなど医師や看護師の働き方に対して新
たな提言がなされました。介護分野でも、「処遇改善加算」が見直され

るなどキャリアの在り方が見直されてきています。2025年以降患者数が増加していく状況の中で、現状の働き方では長時間労働、過労死といった社会的な問題が増加する可能性が高まります。

　これまでは、サービス残業や過剰な休日出勤などにより医療・介護職の自己犠牲を伴う負担や、個々の判断に委ねていて過度なストレスがかかるケースも多くあり、益々この問題が広がるのではとの懸念もあります。ゆえに、今後はより高度で多種多様な医療・介護サービスを提供する必要性が高まるとともに、より高い効率性（生産性）が求められることになります。これらを可能とするためには、働き方を抜本的に変えていく必要があります。

3-1-4　潜在看護師・介護士を活かしきれていない（課題④）

　これは一般的にも言われていることですが、「一億総活躍社会」や「女性の社会進出推進」が叫ばれている昨今において、出産や子育てというライフイベントを経てそのまま資格を活かした就業をしない（または、できない）「潜在看護師や介護士」はものすごく多いです。これに関して、ブランクがあって復帰まで敷居が高くなっていることなどが理由としては挙げられますが、構造的な問題は解決していません。看護師不足や介護士不足の労働力不足を解決するためには、こうした潜在従事者の復帰を促す施策・外部サービスの醸成が必要です。

3-2 | 医療・介護業界に「副業」という選択肢が必要な３つの理由

　3-1で記した医療・介護業界の課題に対して「副業」がなぜ必要なのか。前提課題を踏まえた上で「個人」、「組織」、「業界」それぞれの立場で理由を考えます。

3-2-1　個人：収入の増加になる

　社会保障費のプラットフォームに依存する報酬体系であるため、収入減はあっても収入増を望むことは難しいと容易に想像ができます。また、１つの組織に属する場合は「法人規定の給与」が設定されており、収入を上げる手段としては「残業」か、競争の中で出世して「手当等」で収入を上げることしかありません。これはすべての人が適応になることではありません。

　こうした中、医師や看護師、介護士の中では常勤以外で夜診・夜勤アルバイトをしている人は結構おり、理学療法士や作業療法士などのリハビリ職種も平日病院勤務で土曜日に訪問リハビリにバイトで入っている人は多くいます。つまり、医療介護職の強みである「資格を活かした副業」は就業規則のみクリアすれば誰しも行えるものです。もちろん、勤務日数が増えますが毎月数万円～数十万円を得られるため、「増えにくい収入」のプラスαとしてこうした働き方に今から慣れておくことは必要と考えます。

3-2-2　組織：「越境学習」による所属先への有益な効果

　「越境学習」とは『所属する組織の枠を自発的に越えて、自らの職場以外に学びの場を求めること』を意味します。その効果として、例えば、同業種内の越境学習では同じ物事に対する考え方や実践の方法の違いを経験することができますし、異業種への場合は多様なバックグラウンドの人材が集まり、異なるものの見方・考え方を既成概念に囚われずにぶつけ合うことができます。こうした経験が所属先で知らず知らずのうちに染み付いていた固定観念から脱却するきっかけにもなり、所属先の課題解決の糸口になる可能性もあります。

　医療・介護職は「専門性」というフィルターを通して物事を捉えることが多いため、悪く言えば「専門性に固執する」「視野が狭くなる」という『井の中の蛙大海を知らず』の状態になる傾向にあり、課題があった場合でも「それぞれの専門的見地からの主張」を繰り返し、議論が平行線のままに留まることは私自身も数多く経験しています。そのため、抽象的思考力（＊）やメタ認知力（＊）を高め、結果的に課題解決能力を高めるためにも越境学習を目的とした副業は必要と考えます。

　関連するポイントとして、経済産業省が制作した『人生100年時代の社会人基礎力』の資料の中で、「人生100年時代」に求められるスキルとして、以下の**図表3-1**、**図表3-2**のようなスキルをあげています。注目すべきは、「OS」と「アプリ」という観点です。

〈用語の整理〉
＊抽象的思考力：重要なポイントだけを抜き出し、不要な部分は捨てて物事を把握する、すなわち物事の本質を捉える能力。
＊メタ認知力：自己の認知活動（知覚、情動、記憶、思考など）を客観的に捉え、評価した上で制御すること。

　医療・介護専門職の特性としては上記したように業界等の特性に応じた能力（アプリ）は比較的高いものの、社会人としての基礎能力（OS）は個々で大きな差があると思われます。ここでいう、OS の "全ての基礎"、"絶えず持ち続けることが必要" なスキルとして「キャリア意識」がある点も重要です。医療・介護職はこの OS を意識的にキャッチアップしていかないとスキルとして醸成せず、土台がグラグラなままアプリばかり身につけるキャリアを歩みます。結果的に旧態依然としたキャリア・ラダーに乗っかるしかなく露頭に迷う、業界外の常識がないことに気がついていない、汎用性のあるスキルが身についていない、といったビハインドを背負う可能性が高いため、特に意識して身につけておいてほしいものになります（本書がそのお役立てになれば幸いです）。

図表 3-1
「人生 100 年時代」に求められるスキル

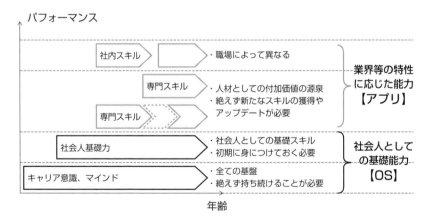

**人生 100 年時代働き手は、【アプリ】と【OS】を
常に "アップデート" し続けていくことが求められる。**

図表 3-2

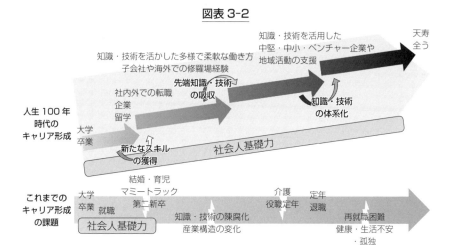

3-2-3　業界・国：労働力不足を補う策になり得る

　冒頭でも触れたように高齢者が増加する中において支える側の医療・介護職は不足します。労働人材の不足は病院や介護事業所の存続にも関わる大問題にもなりますし、働くスタッフの過重労働にも直接的に繋がります。昨今、配車サービスの UBER などのシェアリングエコノミーの流れが都市部で根付きつつありますが、例えば、先ほど課題であげた潜在看護師や介護士を仕事復帰してもらうための術としてシェアリングの概念は有用と思われます。最近では、潜在看護師や介護士が時短や短期間で働けるマッチングアプリもいくつかでてきており今後に期待が持てます。ただ、潜在看護師や介護士に限らず、現場で働く看護師や介護士も副業としての活用ができると思います。

　一方、地方の場合においてはそもそも絶対数が少なくなってきているため、シェアリングの概念をアプリなどではなく「法整備」から変えていくべきと考えます。わかりやすい例を挙げれば、地方の中で従業者が

多い市民病院や町民病院で働く医療介護職は地方公務員であるため基本
的には「副業は禁止」です。しかしながら、地方の特に過疎地域などで
は輪をかけて従業者が少ないため、１人に係る負担が多いといいます。
そのため、地方公務員法の規制を緩和し、市民病院などから兼業で応援
ができる仕組みができれば、大きく改善できる側面もあると思われま
す。そういう意味で、労働力不足を補うために副業は必要と考えます。

3-3 「副業」について用語理解を深め、違いを知る

　さて、「はじめに」でも少し触れましたが、ここで「副業」と筆者が記している前提となる用語の整理をしていきます。本書では国（厚労省）のガイドラインで使用されている「副業」という用語を採用していますが、この「副業」という概念はより細分化された考え方・用語が存在します。本書ではそれらを一括して「副業」と記しますが、どの意味で用いているかは読者の皆さんは考えながら読み進めていただくことで副業思考の幅が広がると思います。

　まず、以下の**図表3-3**は、早稲田大学の山田教授が著書『マルチプ

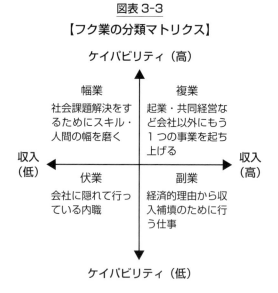

図表3-3

【フク業の分類マトリクス】

ル・ワーカー』の中で示されたものです。最近だと、サッカー日本代表本田圭佑氏が選手を続けながら、カンボジア代表の実質的な監督就任が大きく取り沙汰されましたが、こうした一流スポーツ選手が副業に取り組む姿勢は今後の世の中の流れを示す上で大きいと考えます。では、このカンボジア代表監督は本田選手にとって副業なのか？　幅業なのか？複業なのか？　以下、読み進めた上で判断してもらえればと思います。

3-3-1 「副業」の分類について

では、以下に用語の分類などを整理します。

◆「伏業」：会社に隠れて（伏せて）行っている内職やアルバイト
◆「幅業」：社会的問題の解決に目覚めたプロボノやボランティア。すなわち仕事で培った専門性を社会のために活かす活動・仕事
◆「副業」：単価は高くないが経済的事情から収入補完のために継続して行われている仕事
◆「複業」：起業や共同経営などに代表され、本業会社以外に1つ以上の事業を立ち上げたり参画すること

　ここで大事になる指標が「ケイパビリティ（能力）」です。病院・企業側にとっても、実践者にとっても重要な指標といえます。自らの専門性スキル向上、参画する場を選択するリサーチ、綿密な行動計画やタイムマネジメントが必要であり、それらは専門職として働くだけでは身につかないスキルと言えます。このような観点から、図表3-3でいう【複業・幅業】を推奨していくことが個人だけでなく病院・企業側としても有益と考えます。前述した本田圭佑氏のカンボジア代表監督・GMは

「無給」だと言われており、ここで言う「幅業」の位置づけとなります。いわゆるボランティアベースで自らのキャリアとして幅を広げるための選択肢です。目先の報酬を追わず、こうした「中・長期的」な判断が、将来のキャリアを広げる「投資」の意味でも、ケイパビリティを高める「複業」あるいは「幅業」は早い段階で実践しておくべきと考える。

　繰り返しにはなりますが、こうした用語の分類がある前提で本書ではすべてを含む意味で「副業」という用語を用いていきます。

3-3-2 「副業」の種類について

　図表3-3では主に分類について述べてきましたが、**図表3-4** ではその種類について整理していきます。まず、一般的な「副業」の種類としては下図のような「労働集約型」と「元手（はじめやすさ）」という二軸

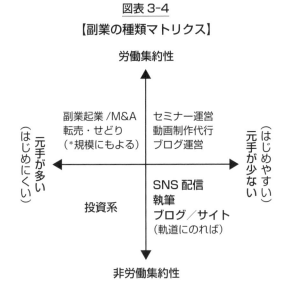

図表 3-4
【副業の種類マトリクス】

で整理されることが多いように感じます。

　それに加え、本頁では著者自身がこれまで約10年作業療法士としてキャリア形成する中で意識している「働き方」について紹介します。これまで意識的にこうした見方をしてこなかっただけで、実は同じようにキャリア形成をしてきた医療・専門職は多いかもしれません。筆者は、医療・介護専門職のキャリア形成において、以下の**図表3-5**に示す3つのセクターが重要と考えています。

◆ Public Sector（公的な領域）：国、行政、協会と行っている仕事
◆ Semi-public Sector（半公的な領域）：所属先の病院、施設、企業での仕事
◆ Private Sector（私的な領域）：執筆、研究、講師、コンサルティングなど個人での仕事

図表3-5
【医療・介護職におけるこれからの働き方バランス】

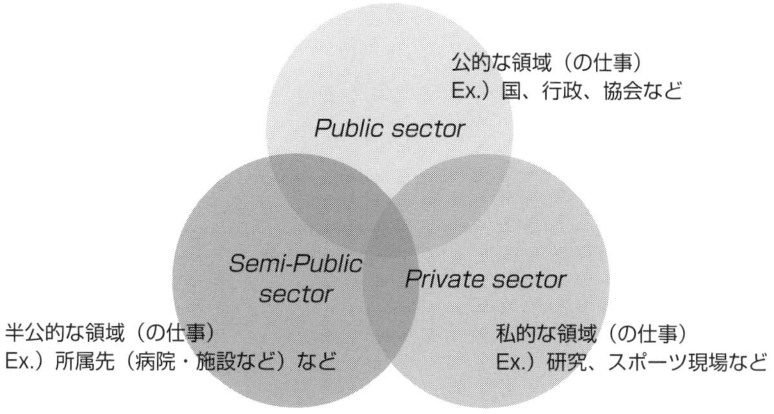

公的な領域（の仕事）
Ex.）国、行政、協会など
Public sector

Semi-Public sector　*Private sector*

半公的な領域（の仕事）
Ex.）所属先（病院・施設など）など

私的な領域（の仕事）
Ex.）研究、スポーツ現場など

1つのsectorに偏らずにバランスよく活動することが大事
〈循環 × 橋渡し（繋ぎ）× 統合化〉

　例えば、多くの医療職は医療・介護機関に就業をしていますが、それが「半公的な仕事」と位置付けています。この中だけでキャリア形成を考えることもできますが、筆者としてはこれに加えて、「公的な仕事」「私的な仕事」を加えるべきと考えています。まず、「公的な仕事」については、多くの医療専門職は学会に参加し、運営などを経験した方は多いかもしれません。また、各自治体が取り組んでいる健康予防教室などへ出向きボランティアで仕事をすることは割とポピュラーであると認識しています。つまり「公的な仕事」は医療・介護専門職にとっては馴染みのあるセクターだと言えます。ここで意識したいのが、自治体や協会関係者との繋がりを強化することです。強化することにより、自分だけでは到底お会いできない人に会うことができるようになったり、様々な案件を振ってもらうことができるなどかけがえのない経験値を得られるようになります。

　もちろんそれだけを目的してはいけませんが、そうした経験を「半公的な仕事」である所属先や、「私的な仕事」にも活かせるようになります。こうした「繋ぎ」「循環」「統合化」が各セクター同士でできることで、シナジーが生じ、希少性の高い人材になります。

　次に「私的な仕事」ですが、こちらに関してはまだまだごく少数の人しか実践していない認識です。言い換えれば、こちらを実践することができれば、同業者の中で抜きんでる存在になれる可能性が高まります。多くの人が実践できない背景の１つとしては、「副業禁止（ここでは国の文言に合わせ“副”としている）」という就業規則に抵触するからとも推測できます。ただし、お金という報酬だけをもらう仕事だけが「私的な領域での仕事」ではありません。学生に対してトレーナーとしてボランティア活動をすることや業務時間外で自ら取り組む研究に勤しむこともここに含まれます。こうした一時点でとらえることなく、「どうしたら

自らの職場に還元できるか」と考え実践することが求められてきます。

　いずれにせよ、1つのセクターに留まらず、偏らず、バランスよく活動しながら循環、繋ぎ、統合化を図ることが重要であり、そのプロセスを加速させることでスピード感を持って経験値を積むことができるとも考えられます。結果的にはそれが自身のキャリアを主体的に運営する上での資産になります。

3-4 「副業」の法律・労務・人事面に及ぼす影響

　前述したように、人口減少と人手不足の問題が背景として大きいのは想像に難しくありません。また、情報社会の到来により、普段とは異なる職場で違う仕事をすることはスキルの向上につながるという「越境学習」で物事を考えられるようになってきた面「旧態依然としたモデルを壊しにくい」日本においては大いに後押しになった印象を持ちます。

　こうした背景があり、副業が推進されているわけですが、法律など"守備面"を理解しないまま副業に取り組む医療・介護職は散見されます。以下に少々堅い表現が多いですが、最低限押さえておくべき点を挙げますので是非チェックをしておいてください。

3-4-1 法律の現状理解：副業・兼業を推進するために改正される法律

　現在、副業解禁を規定した法律はありません。よって、副業解禁に法的拘束力はありません。しかし、2018年1月に各企業における就業規則の指針となる、厚生労働省の「モデル就業規則」が改定されたことで、2018年が「副業元年」と呼ばれています。

〈モデル就業規則改定等における厚生労働省の指針〉
1. 改定により「許可なく他の会社等の業務に従事しないこと」という規定が削除された

2. 厚生労働省の「副業・兼業の促進に関するガイドライン」では、労働時間以外をどのように利用するかは、基本的には労働者の自由としており、副業の禁止は特定の条件がそろった場合のみ可能と記載されています。上記の厚生労働省の指針に加えて、以下の2点に配慮し、副業を解禁している企業数は増加しています。

・**憲法に規定された職業選択の自由**
・**労働基準法に規定された勤務時間外（休憩時間）の自由**

　ただし、政府としては副業・兼業を推進していますが、それを取り巻く法整備が実態に追い付いていないというのが正直なところです。これから様々な法改正が行われると思いますが、現時点では以下の法改正が行われることが決定しています。

〈労災保険の改正（2020年9月1日施行）〉
　本業、副業先ともに労災保険の対象にはなりますが、現行法では業務中にケガをした等の労災が発生した場合は、災害が発生した就業先の賃金のみで、労災保険給付額を計算します。よって、副業先で労災となり、結果本業の会社でも働けなくなったとしても、労災保険は副業先のみの賃金ベースで給付額が計算されることになります。改正後は勤務している会社の賃金合計額で給付額が決定されることになります。ただし、脳・心臓疾患や精神障害等の疾病等であって、事故原因と発症時期が必ずしも一致しない場合は、当該疾病発症時にいずれかの会社を既に退職している場合もありますので、そのケースでは別途の取扱いとなります。

〈副業推進に向けて今検討されている法律〉

　まだまだ法律上での課題が多い副業・兼業ですが、2020年6月16日に政府内で未来投資会議が開催され、以下の副業・兼業時の労働時間管理に関する方向性が示されました。

1) 副業・兼業の開始および副業・兼業先での労働時間の把握については、新たに労働者からの自己申告制を設けること。
2) 労働者からの申告漏れや虚偽申告があった場合には、副業先での長時間労働によって上限時間を超過したとしても、本業の企業は責任を問われないこと。

　一見して現在の法規制から緩和されているようにも思えますが、上記内容は、会社として副業する社員に対して労働時間の正確な自己申告を求め、副業先の労働時間も含めて時間外上限規制を管理する必要がある、ということが前提条件となります。こちらはあくまで方向性ですので、その内容をベースに法改正が検討されるか否かは現時点では不明ですが、副業の労働時間管理のあり方の政府内検討については今後も注視したほうがよいでしょう。

3-4-2　労働時間の現状理解：労働時間の合算方式

　副業・兼業で焦点だった労働基準法上の労働時間の扱いは、現行通り本業と副業分を合算する方式にすることで決着することになりました。労働政策審議会（厚生労働相の諮問機関）が長時間労働の防止を重視した形ですが、低賃金で不安定な働き手を増やす恐れもはらみます。働き手を守る安全網の整備が早急に求められます。

副業の労働時間をめぐる　経緯

【労働基準法 38 条：復帰職場の労働時間は通算】

〈2019 年 6 月 6 日〉

政府の規制改革推進会議「副業推進のために通算規定の見直し」

〈2019 年 7 月 25 日〉

厚生労働省の労働時間管理の検討会「通算しない選択肢も」

〈2020 年 6 月 16 日〉

政府の未来投資会議「自己申告に基づき労働時間は通算する」

〈2020 年 8 月 27 日〉

新しい指針を了承（労働政策審議会）され、2020 年 9 月 1 日開始へ

（厚生労働省）

　問題をめぐっては、政府の規制改革推進会議が 2019 年 6 月に、副業を推進するため合算方式の見直しを提言。労働界は働き過ぎを助長するとして反対していました。政府は労災認定の際は労働時間を合算するため労災補償保険法を改正したが、労基法については規定を見直すか検討を続けてきました。

　しかし、現状のまま合算方式を採用すると、副業先の労働条件が悪化する可能性があります。副業先での勤務時間は「残業」に当たる時間外労働になりやすく、副業先は割増賃金の支払いを避けるため、価格を抑えて仕事を発注する業務請負などに切り替えかねません。雇用契約ではないので最低賃金の適用も、労働法制での保護もない働き方になります。

　労働基準法は法定労働時間を 1 日 8 時間、週 40 時間と定めています。仮に本業と副業の労働時間を合算せず別々に規制を当てはめると、1 日の法定労働時間は最大 16 時間に延び、働き方改革で定めた「時間

外労働の上限規制」と矛盾します。副業推進が長時間労働を助長するのは本末転倒です。法定労働時間を超えた時間外労働（残業）に対して、雇用主は割増賃金（25％以上）を支払わなければなりません。

　時間外労働が発生しやすいのは、雇用契約を後で結んだ方、すなわち副業先です。だから、副業先の企業は雇用契約を結ばずに仕事を頼む業務請負を増やす懸念があります。

　業務請負でも、指揮や命令をして働かせたら雇用者責任を負わせるべきだという意見があります。また、業務請負には労基法の最低賃金が適用されませんが、下請法などを参考に報酬の下限を設けるべきだとの声も強まっています。

3-4-3 副業解禁がエンゲージメントを高め・離職率の低下／生産性向上につながる

　いち早く副業解禁に踏み切った企業としてIT企業のサイボウズが挙げられます。青野慶久社長は副業解禁推進派として広く知られています。2012年から副業解禁を皮切りに、副業とする人材を募集する「副業採用」を始めたことでも話題になりました。青野社長のインタビュー記事によれば、「副業として農業を始めた社員がサイボウズのクラウドサービスを農業に活かし、その実績からサイボウズは農業法人に自社のサービスを提案するようになった」といいます。副業が個々のスキルを高め、会社の側にもリターンがもたらされた好例です。

　サイボウズの副業解禁は「多様な働き方を認めることでの社員の定着」を狙いにしていました。サイボウズの離職率は4％まで下がったといいます。IT業界では離職率10％を切ることが1つの目標とされるので優秀な数字です。こうした取り組みは広がっています。アメーバブロ

グで有名なサイバーエージェントも 2015 年から副業を解禁していま
す。「就業時間以外の社員の時間は社員のもの」という観点からの方針
だといいます。事前申請が必要ですが、会社に迷惑にならない内容であ
ればおよそ申請は認めているとのことです。

　ソフトバンクも 2017 年から会社の許可を得た上での副業を認めてい
ます。やはり社員からの申請を却下した例は少ないようです。エンジニ
アやデザイナーが他社の業一務を手伝ったケースや、社員が大学の非常
勤講師を務めるようになったケースなどがあるといいます。技術者の交
流は IT 業界では珍しくなくなりつつあり、専門性の向上が期待されて
います。

　株式会社学情が、コロナ禍の中 20 代の仕事観をひも解くためにアン
ケート調査（＊）を実施した結果、副業についての「思考の変遷」が明
らかになりました。新型コロナウイルスの感染拡大や、テレワークの推
奨で、副業・兼業を認める企業が増えてきていることを受け、「副業」
に関しては勤務先で認められていたら「副業したい」の回答が 72.4 ％
となっており、「副業」に興味を持つ 20 代が多いことがわかりました。
「副業したい」理由は、「収入を増やしたい」が 67.3 ％で最多、次いで
「収入を得る手段を複数持っておきたい」59.9 ％となっています。「収入
を増やしつつ、スキルを磨きたい」「様々な経験を積むことで、自分の
プラスにしたい」などの声が寄せられており、20 代は「副業」を単な
る「給与の補填」としてとらえず、自身のキャリアアップの 1 つの手段
と捉えていることがうかがえます。この視点はこれまで一部では言われ
ていたものの、このようなアンケート結果としては明るみにならなかっ
たため、やはりコロナ禍により思考が変遷していることがうかがえま
す。

＊調査対象：［20 代専門］転職サイト「Re 就活」へのサイト来訪者／調査方法：

「Re 就活」にアクセスしたサイト来訪者に、アンケートのポップアップを表示／
調査期間：2020.8.19 ～ 2020.8.25 ／有効回答数：427 名

　また、副業推進後に「エンゲージメント向上」した会社も多い状況で
す。これは単に副業を認められたことに対してではなく、副業で他社の
仕事、働き方、教育を見ることで、社員のエンゲージメント（＊）が向
上するという効果があるといいます。特に専門職で転職経験がない若い
スタッフは、他の病院・会社と比較する材料がないので、自社の良さが
伝わりづらい場合は多いと思います。副業を認めたことで比較ができる
ようになり、自社の環境をいい環境だと気づいてもらえるきっかけにな
る可能性もあるわけです。他方、組織作りに力を入れている会社からこ
そ、副業を認めたことでエンゲージメントが向上するという効果が得ら
れたと考えられるため、裏を返せば経営者・管理者は副業解禁が進む
中、自社の組織作りを一層力を入れていく必要がありそうです。
　医療・介護現場でも「生産性が低い」といわれ続けていますが、副業
を通してこの「エンゲージメントを高める」施策を組織づくりに組み込
むことで新たな可能性が見えてくるかもしれません。

───────────────

〈用語整理〉
＊エンゲージメント
　　「エンゲージメント（engagement）」は、従業員が企業に対して持つ帰属意識や貢献
　意欲のこと。米ギャラップ社が実施する 2017 年に発表された調査結果によると、日本
　には熱意あふれる社員が 6％ しかおらず、調査対象の 139 カ国中、132 位であった。
　エンゲージメントは生産性や業績と相関があるにもかかわらず、総じて日本企業のエン
　ゲージメントは低い状態。

第4章

「副業」における
キャリア資本を理解する

　さて、第３章まではウィズコロナ時代におけるキャリアの前提となる総論を書いてきましたが、第４章以降はいよいよ各論に入っていきます。

4-1 キャリア資本（Career Capital）という考え方

　「キャリア」とひとえに言っても構造的に捉える上で、様々な理論やモデルが存在し、時代とともに変遷しています。ただし、引用されている理論やモデルは数十年前のものも多く、多様化するキャリアを構造的にとらえ切れているとはいいきれません。そんな中、2020年に発表された Brown, C., Hooley, T. and Wond, T.（2020）の【キャリア資本の新たなフレームワーク】について、各要素を元に全体構造を理解する上で有用なフレームワーク「Career Capital Portfollio」といえます。

　内容としては、キャリア資本の側面を、『Knowing-Self（自己を知る）』、『Knowing-How（ノウハウ）』、『Knowing-Whom（誰を知っているか）』という３分類したものであり、これらは個々のキャリアにとって重要であることが証明されています。

　個々人がキャリアを効果的に開発および形成するためには、「自分株式会社」という考え方はわかりやすく、この「キャリア資本」という考え方もそれに近い意味で重要です。少々聞きなれない言葉ではありますが、自らの理想的なキャリアを歩むためにどのように自分の資産をプランニングしていくのかといったファイナンシャルプランニングのキャリア版のようにイメージしてもらうとわかりやすいかと思います。理想に対して、ギャップを補うために自分を鍛えるのか、様々な関係性を活用

図表 4-1

Career Capital Portfolio（キャリア資本ポートフォリオ）

Knowing-Self（自己を知る）	Knowing-How（ノウハウ）	Knowing-Who（誰を知っているか）
Human Capital ＋ Cultural Capital		Social Capital
◆Self-awareness（自己認識） ◆Self-confidence（自信） ◆Motivation（動機）	◆Broad flexible skill set（幅広く柔軟なスキル） -Adaptability（適応性） -Critical thinking（批判的思考） -influence（影響力） -initiative（主導権） -Relationship building（関係構築） -Self management（自己管理） -Tenacity（粘り強さ） ◆Career-relevant experience（キャリア関連の経験） ◆Career-relevant knowledge（キャリア関連の知識） -Market（市場） -Business（ビジネス） -Job（仕事） ◆Technical expertise（技術的専門知識） ◆Qualifications（資格）	◆External non-work（社外非業務） -Family（家族） ◆Internal with in work（キャリア関連の経験） -Line manager（マネジャー） -Colleagues（同僚） -Direct reports（直属の部下） -Peers（仲間） -Previous line manager（前マネジャー） -Stakeholders（ステークホルダー） ◆Reputation（評判）

するのかなど戦略を立てる上で役に立ちます。

　さて、そのキャリア資本の中でも「Knowing-Self（自己を知る）」「Knowing-How（ノウハウ）」にも共通している「Human capital（人的資本）」について掘り下げて考えていきます。筆者はこの点の強化がキャリア形成上最も重要であり武器になると位置付けています。

　キャリア資本を理解する上で一般的には、会計分野で使用する「P/L」（損益計算書）「B/S」（貸借対照表）という用語も理解いただきたいため以下の**図表 4-2** を使ってお伝えをしていきます。キャリア形成全般だけでなく、副業を効果的に接続させるためにもこの構造を理解することは非常に有用となります。

　P/L と B/S は密接にむすびついており B/S を改善することによって

図表 4-2

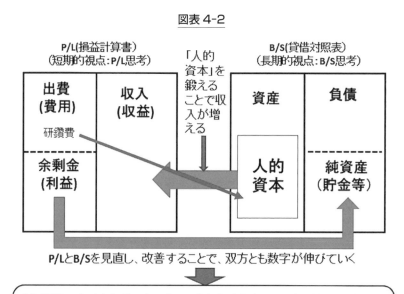

★短期的に余剰金を増やすためには「出費」をおさえるための節約は効果的
★短期だけでなく長期的な収入を増やすために「人的資本」への投資は重要
★「人的資本」を磨き上げることで長期的に「収入」が増える可能性が高まる
★増えた収入を投資＆貯蓄にバランスよく配分しながら総量を増やしていく

P/L の数字も改善していきます。そして、P/L で生まれた利益が B/S に積み上がっていき P/L と B/S の数字をともに相乗的に大きくすることができます。特に 20 代、30 代は短期的な節約やコスト削減に目を向けるのではなく、長期的な視点（B/S 思考）、中でも人的資本について深く理解し、この点を意識的に投資していくことが望ましいと考えます。

〈用語の整理〉
＊P/L について：いくら稼いだか／提供価値に対する短期的なレスポンス
　　ある期間にどのくらい稼いで、どのくらい使って、どのくらい利益（貯蓄）できたかを把握
＊B/S について：何を持っている・身に付けているのか
　　これまで自分がいくらくらい資産を築いてきたかを把握（長期的）

4-2 キャリア形成の肝となる「人的資本（Human Capital）」の考え方

　例えば、医療・介護専門的な仕事の知識や高度なスキルを身につければ、マーケットにもよりますがキャリアアップにつながり結果として収入の増加にもつながりやすくなります。また、これからの時代は副業が続々と解禁され、フリーランスや副業起業家が次々と誕生し、政策として優遇していく流れも既定路線にあります。高給取りの1つの指標である「年収1000万」を例にとっても、これまでは1社から1,000万円を受け取るのは特定の業種以外では大変でしたが、これからは「副業」にて3社から1,000万円の収入を得ることができる、なんてことが当たり前になっていくでしょう。そうした働き方をする際に必要になるのが、ベースとなる「人的資本」です。ここは繰り返し読んで理解を深めてほしい部分にもなります。

■「3つの人的資本」（当たり前の基準を高める）
① ポータブル（ノンテクニカル）スキル
② ヒューマンスキル
② 医療・介護職としての専門スキル

　③の医療・介護職としての専門スキルについては、日頃から研鑽をつまれていると思うので、ここでは①、②について説明をします。

① ポータブルスキルについて

　本書の冒頭でもポータブルスキルの重要性は述べています。先述した経産省作成の資料にある「社会人基礎力」とも近いニュアンスといえます。その中でも医療・介護職が意識をしてほしいのはコミュニケーションスキルです。会話力、交渉力、プレゼン力など、営業力に通じる分野は、どの業界、どの職種でも必要となるスキルであり、社外に対してだけでなく、社内に対しても周囲を巻き込む力を得ることができます。日頃から"情報格差のある"患者・利用者、あるいは実習の学生に対して、同じ医療・介護関連職種とのコミュニケーションだけとっているような場合、「タメ口が当たり前」「専門用語が共通語だと思っている」「コミュニケーションの作法を全くしらない」状態で、キャリアを積んでいる可能性が大いにあります（自覚はほとんどの場合していない）。そのため、こうした"当たり前の基準"であるコミュニケーション力を高めるだけでも組織内で希少人材になる可能性もありますし、どのような組織でも通用すると思います。

② ヒューマンスキルについて

　次に、ヒューマンスキル、中でも「人脈」「人間関係」「信用」「ブランド」について。人的資本の中でも、昨今、"ブランド人"という言葉や"錯覚資産"、"信用残高"や"貯信"という言葉がトレンドに上がり、このスキルの重要性は叫ばれています。このレベルを高めていけば③の専門的スキルにレベレッジをかけることもできます。つまり、同レベルのスキルでも「選ばれる存在」になるということです。

　結果的に、副業でも本業の2-3倍の時給単価で仕事を受けることができるようになったりもします。繰り返しにはなりますが、これからの時代は「人的資本」をいかに高めるかが問われる時代とも言えます。

4-3 人的資本を付加価値にする

　個人の人的資本をコントロール下に置くことは、本業はもちろん副業をする上では重要となります。例えば、医療・介護業界で長年の課題である、離職・退職率についても様々なエンゲージメントツールがでてきて数字で管理し、事前に準備・対処ができるようになってきていますが、人的資本も例外ではありません。その人はどの知識やスキルを持っていて、どのくらいのブランド価値があって、どれだけの人脈を持っているか、ということが数値化されていきます。わかりやすい例で言えば、SNSにどのくらいフォロワーがいるかで、その人の影響力を測ることもできます。採用活動をSNSにて行う企業も増えてきていますが、そうした企業にはSNSのフォロワーが多いスタッフのリファラル採用（友人・知人を自社に採用する）は大きな武器になります。益々個人と企業の在り方が問われてきますが、パワーバランスを図る上でも人的資本は身に付けておくべきです。

　そうして培った人的資本を最大化していくためにはどうしたらいいのか。例えば、あなたが大学院へ「博士号」を取得しに行ったと仮定します。この専門性はシンプルに考えれば「人的資本」になり、付加価値になる可能性が高まるでしょう。これは認定資格や専門資格の場合も同様になります。通っている間は出費がかさみますが、長期的には利益（収入）が膨らんでくる可能性が高まります。将来自分の価値を高め、収入を増やしてくれる可能性があるものは短期的に投資したものを回収しようと考えず、時間をかけて回収していけばいいと考えます。

　ただし、こうした希少価値を活かせない職場に在籍し続け、博士号（または認定・専門資格）を取得して十数年経つけど何も変わらない場合どうでしょうか？　キャリアアップをするために「博士号」を取得した場合、おそらく給与 UP も考えているはずです。前述したように目論見通りにいけばいいのですが、博士をとっていない同期と同じポジション、同じ給与だったらどう思うでしょうか。少なからず心が揺さぶられるのではないでしょうか。この点を考えるだけでもキャリアを長期的に考えているつもりでも具体的にイメージした状態までは至っていないことがわかるでしょう。この点キャリア形成は人的資本だけでは構成されていないことが理解できます。

4-4 副業を人的資本の最大化のために活かす

　先の事例でいうと、人的資本を磨かずに目先の収入アップに血眼になっていた態度が改まり、例としてあげた博士号の取得のように、長期的に収入をもたらしてくれる人的資本を得ることに関心が向くはずです。最近では、医療系資格をとったあとに「目先の投資回収」に走り、人的資本がままならない状態でセミナー開催やnote販売などで売り上げている人もいます。これについては肯定も否定もないのですが、場合によっては"焼畑農業"のような印象で、中途半端な専門性に固執することで大きく成長をしていく機会を逸してしまっている場合も散見されます。人的資本（能力・スキル）を積み上げていくことができれば、長期にわたって収益をうみだし、結果として収入をもたらしてくれます（**図表4-3**）。

　現在、臨床の現場で仕事をしながら人的資本、すなわち将来の価値を高めていくことは言葉では簡単ですが、戦略的に実行しないとなかなかうまくいきません。本業に集中することで自らが目指したいゴールに近づき、人的資本が蓄積されていくのであれば、それに集中して時間投資に努めるべきでしょう。ただし、もしそうでない場合、人的資本という観点では副業・幅業で可能性を探る必要があります。

　筆者の事例で言うと、当初は28歳で大学院修士課程修了後、博士課程に進み教育者を目指すつもりでした。しかし、27歳社会人大学院在籍中の私に、「一緒に会社をつくらないか？」と、その後リハビリメディアPOST運営の株式会社メディカルエージェンシーを創業する代

図表 4-3

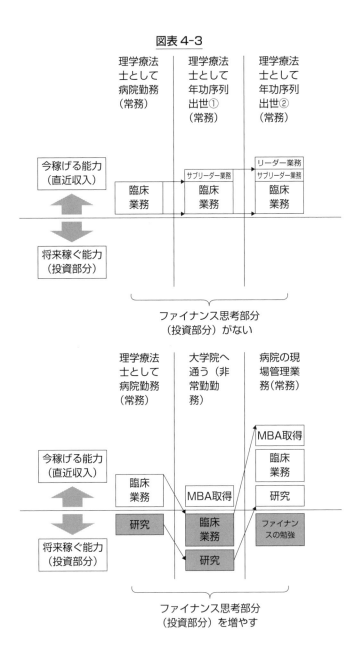

表から電話が掛かってきました。当時、結婚式１週間前だったので、直前で色々バタバタしていたのですが、その数日後に職場の休みに合わせて東京に出向き、出資してくれる方を含め諸々話をしました。正直、結婚式を控えた身であり、教育者を目指すプランもあったため当惑しましたが、様々な面から考えてみると、会社起業は自分の将来にとって悪くない話に思えてきました（プロセスのまとめは第２章2-2で触れました）。

　当時、PTOTSTの業界は、急激に有資格者が増えた反動もあり既存のキャリアロールモデルに多くの若手セラピストが疑問を抱き、悩み、苦しんでいました。こと筆者自身もそのような状態に陥っていたこともあり、そうした同年代の現状をなんとかできないか？　と考えることが増えたタイミングでした。与えられたミッションは、多くの諸先輩セラピストのキャリアに関するインタビュー、リハビリ関連のニュース記事の執筆でした。自分としては課題解決をするソリューションが他にないこと、結婚して生活様式が変わるタイミングで変わるなら一気に変えてしまったほうがいいこと、大学院修士課程の授業が落ち着いていたこと、働くことやキャリア全般に興味・関心があったこと、などの理由から妻を説得し、参画をする決断をしました。

　その後、メディアは順調に成長し、個人的にも多くの諸先輩方のキャリアを聞くにつれ、成果を出している人の行動パターンの理解が深まり、キャリアを専門的に深堀りするようになりました。結果的に、国家資格キャリアコンサルタントの取得、医療系複業家としての認知拡大、医療・介護向けキャリア本の執筆などその領域は今では完全に自分のストロングポイントになっています。これは、当時の経験や人脈がなければ達成できませんでした。今から振り返ると、あのときに様々な障害を乗り越えて起業メンバーに加わる決断をしてよかったと改めて思います。

　ただし、この起業は第２章でも触れたように「副業起業」というスタンスをとっていました。本業は訪問看護ステーションにてフルで常勤雇用されており、早朝や業務後、休みの日を活用して活動をしていました。この時間投資が現在に活きており、副業で培った経験が本業にも還元（ホームページの運用、経営的な視点で物事を考える）され、管理職になることができました。こうした副業で培った経験を本業に活かすことを「越境学習」と呼ぶと前述しましたが、本業以外で経験値を積んだことが短期間に人的資本を最大化できた要因となりました（**図表4-4**）。

図表4-4

本業と副業の関係性

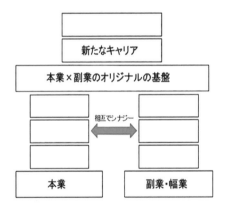

本業と副業が相互にシナジーをもたらしており、結果としてオリジナルキャリアとなる

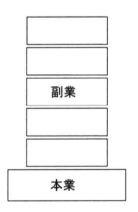

本業のキャリアアップがストップし空いた時間で副業をするためシナジーは大きくない

4-5 ライフキャリア視点での複利運用

　資産運用をする上でも「時間」は重要な概念です。複利運用とは、投資によって利益が出たらそれを使わずに元本に加え、段階的に運用額を増やす運用方法を指します。まとまったお金が入ってきたからと言って、それを使ってしまうのではなく、複利運用に回すことが将来の貯えを増やすための近道と言っていいでしょう。

　この複利運用の考え方は副業を活用したキャリア形成に応用することが可能です。仕事で使う知識・スキルや人脈、信用（ブランド）など、人的資本への投資を 20 代のうちから積極的にしていくのが重要です。コツコツと人的資本を積み上げ、その人的資本を活用しさらに人的資本を生み出す。これは複利運用的キャリア形成といえます。20 代の投資は回収期間が長くなるため、大きな力になります。つまり、早い段階で戦略的に副業にて経験を積むことは、長期的な人生単位での人的資本形成において非常に有利に働くといえるわけです。

第5章

副業上手が実践している 「人的資本を賢く活用する思考」

5-1 副業上手の「七か条」

■第一条：「資格取得」の目的を逆算思考で明確にしている

　「就職に有利そうだから」「時給があがりそうだから」「将来食べていくのに困らないかもしれないから」という理由で、資格取得をしている人が多い印象を持ちます。もちろん資格は人的資本の１つにはなります。ただし、本書で書いてきたように、仕事は本来「自らの興味・関心×能力×大事にしていること（価値観）」により構成されるべきであり、資格取得は手段にしか過ぎません。つまり、在りたい姿や世界観、目的を明確にしていき、現状の問題、課題を列挙し、目標（マイルストーン）を設計する、その目標の設計の１つが能力開発・資格取得であるべきです。こうした逆算思考ではなく、先述したように周囲が取っているからという理由でいたずらに資格取得はすべきではないと考えます。有限な時間をいかに使うかを真剣に考えていくべきです。

■第二条：資格の掛け合わせが「希少性」を生むわけではない

　資格取得は確かにわかりやすい「成果」の１つです。また履歴書や職務経歴書に書き込むことで、わかりやすい努力の形にもなります。医療・介護職においても国家資格がなければ点数の算定ができないためそもそも仕事になりません。例えば、理学・作業療法士の人気資格としてヨガやピラティスのインストラクター資格があります。取得者に話を聞くと「ヨガを臨床に活かしたい」という方から「掛け合わせで差別化を図りたいから」という方まで目的は多岐にわたっています。では、後者

の場合取得したからといって差別化になるかといえばそうではありません。実際に「実態が伴っているかどうか」が一番重要です。つまり資格を活かして培った「資産」でなければ掛け合わせによる効果は得られません。筆者が保有している国家資格キャリアコンサルタントも、保有しているからといってクライアントが増えるわけではありません。第一条にも関係しますが、目的的にかつ実態の伴っていることが市場では価値があると判断されます。

■第三条：「効果」と「効率」を間違えない

　効率はプロセスの改善、効果は結果の改善です。第一条、第二条にも関連しますが、スキル取得（資格取得）への投資をする上で重要なのは、効果からの逆算です。逆に、効率ばかり重視をするあまり効果が見えにくくなる場合があります。例えば、「修士課程への投資」、「MBAへの投資」、「TOEICへの投資」、「講習会への投資」など、これらすべてが「効果」からの逆算で考えたほうがいいと考えます。これに加え、その効果がスピーディに伸びる領域、分野を見抜き、そこに投資をし、成長していくと、結果的に同じ投資でも、大きな効果をもたらすことができます。時期や領域・分野の見定めも重要になります。

■第四条：仕組みを考える「思考力」と環境への「適応力」

　現在の情報の流れ、マーケットの市況状況、そしてコロナ禍においては、どれだけ新しい働き方やビジネスモデルを生んでも希少性にはならないですし、瞬間的にコモディティ化してしまいます。「10年一昔」という言葉がありますが、今では一昔は3年、いや1年前といっても過言ではありません。医療・介護業界にどっぷり浸かっているとこのあたりの感覚は鈍くなりますが、筆者の肌感覚としてはそのような感じです。

何十年前につくられた過去のキャリアロールモデルに乗っかっていれば安心という時代ではなく、「新しい仕組みを考え続けられる思考力（思考体力）」「市況状況の変化に柔軟に反応できる適応力」、キャリア上手が兼ね備えているこの力を有している個人が生き残ると考えています。

　例えば、ある医療従事者がキャリアを歩み始めた当初は「研究者として論文をバンバン書いて業界の発展に寄与したい」と考えていた人が、研究をする過程で「データを扱うことに秀でた能力」を発揮し、市況感的にも各企業データサイエンスを重んじるようになり、それを察知して結果的にデータサイエンティストとして多くの企業に関わるビジネスマンになる、というプロセスがわかりやすい事例としてあります。こうして、歩き続けながら、瞬時に自らの強みを活かせる効果的なポジションや構造を考え、柔軟に仕事を変えていくことは今後益々求められます。

■第五条：社会関係資本への投資を怠らない

　第4章で記したキャリア資本の1つの要素に「Social Capital」（社会関係資本）があります。「つながり」「人脈」は仕事を行っていく上で非常に重要になっていきますし、多大な資産になります。大きく分けると以下にわかれます。①経済的な利益をもたらしてくれるビジネスパートナー、②精神的な安定をもたらしてくれるライフパートナー、③この両面を満たすビジネス・ライフパートナー、この3分類ができると考えています。仕事上の人間関係は①に該当します。一方で、②の代表は家族や恋人、恩師、あるいは学生時代から付き合いのある旧友や①の中で付き合っているうちに親しくなりプライベートでも親交を持つようになる場合でしょう。①と②のバランスを保つことで、ライフ・キャリアにおいても満足度が高くなるといえます。

　筆者の事例にはなりますが、筆者が新卒で入った病院では同期が5名

いましたが、その同期と飲みに行った記憶は自分の送別会だけだったと記憶しています。また、ランチの時間も同期や後輩と他愛もない話をすることはもちろん重要面もあるのですが、積極的に活躍されている先輩に声をかけ、勉強のやり方や患者へのアプローチなどを学ぶ時間としていました。結果的に、その先輩方が主催されている勉強会の運営に声をかけていただいたり、講師として登壇する機会をいただいたり、と様々なきっかけをいただくことができました。その先輩とは今でも③の関係で仲良くしていただいています。このあたり、昨今は減りましたが「重要な案件は飲みの場で決まる」という社長もいらっしゃいました。飲みの場というインフォーマルな空間を共有することで、距離感が縮まり、結果として仕事につながる。死語になりましたが「飲みニケーション」はこの点で効果的なツールともいえます。人的資本としての人間関係を豊かにするには、これから伸びる人やコミュニティを見極めて時間とお金を投資することが賢い選択と考えています。

■第六条：投資目線を深掘りし続ける

　社会関係資本を「貸し借りの原則」に則って考えると以下の２つに分けられます。

　①　誰かからなにかをしてもらった＝借り（負債）
　②　誰かになにかをし続ける＝貸し（資産）

　結論から言えば、②の give をし続けることは資産をつくる上で重要になります。例えば、コロナ禍で某大学の先生が「無料で毎週講義をします！」といい、ステイホーム期間中に毎週日曜日に講義をしていました。最終的に数千人ほどの視聴があり、一大ムーブメントとなりまし

た。もちろんその先生がインフルエンサーであったからこその結果なのですが、結果として書籍発売にまで至り、視聴者も「復習用に買いたいです！」という流れになりました。これは1つの例ではあるのですが、身近なところでもこうした貸し借りは行われています。筆者の周りで活躍している人は、「give」の精神にあふれています。一方で、このgiveという点が相手が求めていないのにもかかわらず一方的にしていては話が変わってきます。giveする側が良かれと思ってやったことで、された側の機会を逸し、成長するタイミングを失わせている可能性もあるわけです。この点は特に上司、部下の関係において注意が必要でしょう。

　「資本」というと数字ばかりに目がいきがちですが、こうした人間関係そのもの、個々人の繋がりは非常に重要です。こうしたつながりに対して、投資家的な目線はさることながら、真に困っている人に対して採算度返しで時間を割いて向き合い、付き合うことも重要です。

　筆者のエピソードでいえば、「おわりに」で記す後輩へは必死に向き合った結果、今では家族を持ち子どもにも恵まれ、会社の代表もしています。そんな彼からは今でも貴重な情報や人脈のご紹介を受けることが多くあります。彼以外にも、「細川さんだから」と言って困っているときに様々なサポートをいただくことがしばしばあります。こうした貸し借りの先にある「信用」を積み重ねていくことは、数字上には現れにくいですが、社会関係資本を構築する上で最も大事かもしれません。

■第七条：信用残高の蓄積と信用の切り売りの差

　キャリアにおける信用の重要性に関しては、藤原和博氏が「希少性を高める上で最も重要」と言われているのが印象にある人も多いと思います。藤原氏が信用ある人について著書『「ビミョーな未来」をどう生きるか』の中で「高クレジット人間」のための10カ条として、①挨拶が

できる、②約束を守る、③古いものを大事に使う、④人の話が聴ける、⑤筋を通す、⑥他人の身になって考える、⑦先を読んで行動する、⑧気持ちや考えを表現できる、⑨潔さがある、⑩感謝と畏（おそ）れの感覚がある、と記しています。第3章で示した、経産省の「100年時代を生きる人物像」の社会的基礎力がこのあたりにとも共通しているようにも感じます。

　信用（クレジット）とは「他者から与えられた信任の総量」と言えます。別の言い方をすると「この人だったらこれぐらいの仕事を任せてもいいよ」とか、「これぐらいのお金を貸してもいいよ」とか、「これぐらいのを任せてもいいよな」ということです。そういう「他者から与えられた信任の総量（信用残高）」は大きければ大きいほど、リターンも責任も伴います。

　一方で、信用の切り売りというのは例えばネットワークビジネスなどで過去の友達や家族に片っ端から連絡を掛けて商品を買ってもらうように促すことがわかりやすい代表例かもしれません。医療・介護職の中でも副業でネットワークビジネスをしている人は散見されますが、お金を稼ぐ以上にこうした「信用残高を切り売りしている」という点を認識することは大事な視点となります。

5-2 優秀な人材に仕事が一極集中し「正社員」が希少な時代に

　現在、都心部のIT系をはじめとした企業は社員1人を正規雇用するよりも、副業でサポートしてくれる人たちに仕事を頼んだほうがよいと考える部分もできています（yahooの副業人材募集などもある）。結果的に正社員枠は優秀な人に絞られ、副業とのシナジーと合わせてチャンスが増える一方で、正社員になれなかった人たちは、望んでもいない「フリーランス」になり、リスクにさらされる可能性があります。労働集約型である医療・介護業界においてはすぐにこの流れがくるとは考えにくいですが、今後は「正社員」の希少性が高まり、一部の正社員をのぞいてはフリーランスで補う流れは増えてくるかもしれません。零細・小規模の訪問看護ステーションやデイサービスなどはすでにそういう流れが生じているともいえます。

　第2章でも書いたように、働き方が多様化する中で、フリーランスとして様々な勤務先に所属し、様々なプロジェクトに所属するといったことは自然な流れとも言えます。ただし、いきなり行うのは非常に勇気がいるため、筆者は可能性を試す・探る副業を進めていくといいと考えています。次章でも述べますが、副業は自分の希少性・信用を高めて対価を得るものだけでなく、自らの可能性を探るきっかけづくりとしても非常に有用な手段になり得ます。

5-3 | 労働集約型とは違う一手に投資（準備）しておく

　「空いている週末にクリニックや訪問看護でバイトをする」「技術を磨いて自分の価値をあげセミナーでの時間単価を高くする」これらに共通しているのは時間の切り売りとして副業を実践している点です。前者のイメージはできるかもしれませんが、実は後者もその側面があります。特に前者の場合、意図的にそうした副業をしていない場合、人的資本を高めるチャンスを逸する可能性も高くなります。コロナ禍で特にオンラインが主流になり、セミナーのマーケットは得てして参入障壁が低く単価が安くなりがちです。これに対して「知識を安売りするな」という人もSNSを見ていると散見されますが、そもそも論としていわゆる既存セミナーの構造がパラダイムシフトしていることに気が付かないと置いてきぼりをくらう可能性もあります。

　副業でプログラミングやWEBデザインを学ぶ医療職も多くなってき

図表5-1

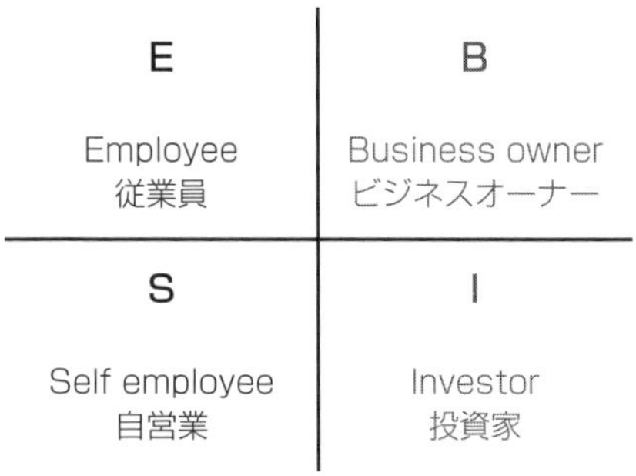

E	B
Employee 従業員	Business owner ビジネスオーナー
S	I
Self employee 自営業	Investor 投資家

ましたが、現在、超優秀な海外のプログラマーがオフショアで日本よりも破格で仕事を請け負っています。もちろん本気でプログラマーとしてやっているのであれば素晴らしいことですが、小銭稼ぎするには中長期的に投資対効果が低いとも考えられます。時間の切り売りから脱する「副業」としては、「①システムの仕組み化」「②労働力として人を雇う」「③投資家として出資をする」といったものがありますが、なかなか一般の従業者ではイメージが湧きづらいかもしれません。

　特にこの点について最近では、組織図の構造も変わってきています。この点をおさえておくために**図表5-1**をみてください。こちらは「金持ち父さん貧乏父さん」のロバートキヨサキ氏が著書で示したマトリクスですが、ここでいういわゆる「副業家」はE＋Sの状態だとわかります。元々は、「BがEを雇い、Sに業務委託をする」という構造や、「IがBに出資をし、BがEとSを雇う」という構造が一般的だったと言えます。この流れ、今後どう変わっていくかといえば、いわゆる「副業起業家」が増え、「SがB的役割を担い、副業家のSを束ねる組織をつくる。あるいはEを雇う」という状況になると予想します。

　また、②、③はハードルが高くとも、①についてはYOUTUBEやブログ、あるいはnoteなどで一旦撮影したもの、書いたものをネット上においておき視聴回数による広告、アフィリエイト収入、有料記事の購入なども「労働集約から脱する」という点で簡単に取り組める点とも言えます。

　筆者は独立起業して社長をしているわけではないですが、サラリーマンをしながら社外役員として関わっていたり、過去には知人とともにデイサービスを事業譲渡で経営したり、それ以外にも複数の投資家的な活動もしています。こうした仕組み構築や人を雇うという点はもちろん簡単ではありませんが、有限な時間を有効活用し、副業の時間として効果

を最大化するためにはおさえておきたいポイントです。

5-4 | 副業だからといって「やりたいことだけ」 に飛びつくのは NG ？

　よく「やりたいことがみつからない」「やりたいことを仕事にしたい」という話を聞きます。本業ではそれがなかなか実現できないから、副業だけでもそのような形で実践したいと思う人は多くいます。もちろん、それはある側面では正解と言えますが、本業あるいはキャリア全体へのシナジーを考えた場合「やりたいだけ」を選択するのは実は得策ではありません。

　【自分が本質的に満足いくキャリア】を形成するためには、

　①　興味・関心のある分野
　②　得意・実績・能力開発
　③　価値観・目的・大事にしていること

　この①〜③を満たした「仕事」、かつ「成長している（あるいは安定している）マーケット（環境)」の選択と第2章で書きました。

　その前提のもと、なぜ「やりたいだけ」を選択することがまずいのか。これを説明するために、以下のマトリクスをみてください。

　このマトリクスから以下の点を意識して判断の材料とすることをおススメします。

　・「やりたい」けど「不得意」を選択してはいけない
　・「マーケットが成長している」からといって「不得意」「やりたくな

図表 5-2

【やりたい・得意マトリクス】

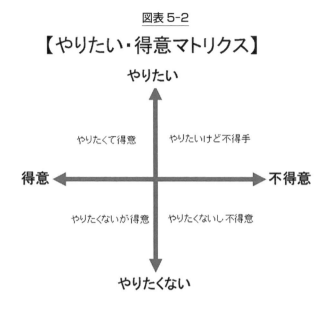

やりたい

やりたくて得意　　やりたいけど不得手

得意　　　　　　　　　　　**不得意**

やりたくないが得意　　やりたくないし不得意

やりたくない

い」は選択してはいけない

　マトリクスを見ればわかるように、最適なのは「やりたくて得意」であり、本業であろうが副業であろうがこの部分を仕事にすることが成果をもたらしやすく、満足度も高いというイメージはできると思います。ここを自己理解できていれば全く問題はないのですが、経験がない若い段階では自分の「好き・興味関心」は自覚していても「特技・得意」や「価値観・大事にしていること」は自己理解できていないことが往々にしてあります。その場合は、「やりたい」と思いワクワクする仕事を全力で取り組むことや、「やりたくないけれど得意かもしれない」仕事をできる限り行ってみることをオススメします。こうして、若い段階では"食わず嫌い"をせず、自らの可能性をテスト的に試す機会として取り組むことは賛成です。

　短期でキャリアデザインを描く場合、「短距離走」でさくっと成果を出す（P/L思考）ことも大事にはなりますが、中長期でキャリアデザインを描く場合、B/S思考的に「長距離走・マラソン」的な視点で、今成果がでていなくても、興味・関心があって「やりたい」をコツコツ積み重ねることができる仕事を選択することが賢明な判断といえます。

　IPS細胞研究で著名な京都大学山中教授も、研究者になる前は「興味・関心がありやりたかった」整形外科医としては手術がうまくなく、鳴かず飛ばずだったといいます。その後の研究者としての実績は言うに及ばず、医学分野という「興味・関心」がある中で、得意な「研究」にコツコツ注力した結果といえます。そのため、20代で量をこなし専門性を確立していく30代までに「得意・やりたいこと」を見つけることは非常に重要です。また、心が折れないためには、ここに「価値観・大事にしていること」を加えると盤石です。言い換えれば「なぜするのか？（why）」の目的的な部分になります。このあたりは第7章の自分株式会社の作り方で詳しく書きます。

　コツコツやった結果「1万時間継続」することができ、いつのまにか周りに専門家として認められる存在になっている可能性が高まります。この「続けられる強さ（グリット力）」を発揮するためにも、無理して、我慢して不得意で好きでもないことをする必要は特に副業においてはありません。「やりたいこと」に「得意」を加え、さらに「価値観」を上乗せすることで、自らの仕事に対する動機は強くなり、継続的に向き合うことができ、結果的に成果をもたらしやすくなります。

　これは部下の育成上でも重要です。読者の方が上司だとした場合、部下の得意な部分、興味・関心のある部分、価値観をしっかり面談等でヒアリングして、配属に反映できているかどうかは部下の満足度に大きく関わりますし、ひいては部署の成果、職員の離職率低下にもつながりま

す。その点では管理職キャリアを歩む場合はしっかりとおさえておくべきポイントになります。

5-5 「やりたいこと」がない場合「とりあえず成長しているマーケットへ」は副業ではアリ

　キャリアに迷っている人は、やりたくなくても市場価値が高いものに目をむけたキャリア形成も「副業」であれば大いにアリだと考えます。初めて就職するときは、ものすごく目的や野心を持って、何がなんでもやりたい仕事ではなく、実習先や恩師からの紹介などさほど興味がなくても人的資本で関係性を重んじることがまだまだ多いです。その点、「マーケットでどこが成長するだろう」と客観的に捉えるのは社会にでてからのことも圧倒的に多くなります。

　実際のところ、特に経験のない学生時代や新人時代は、最初から自分がやりたいことだけに絞る意固地になると将来的にその領域以外のシフトが難しくなる（マインド的にもスキル的にも）というデメリットが考えられます。経験が浅い場合は「○○さんに憧れて」「○○先生のようになりたい」という感情が「やりたいこと」とイコールで捉え（錯覚）ることも多く、「冷静になって考えれば得意でもないし、実はたいしてやりたくなかった」場合もしばしばあります。

　ただし、そういう場合でも、「マーケットが成長している」場合においては、「好きではない」とその時点では感じていることでも、やり続けることで成果が出始め、新たに能力開発ができ、大きな可能性が広がるかもしれません。こうした人的資本が積み重なって組み合わせることで、結果的に希少性が高まるかもしれません。ただし、これはどちらかというと戦略的ではなく、「やりたいこと」や「得意」なことが不明確な場合に限る、短期的思考による手段だと言えます。そのため本業でや

る場合はリスクが伴うかもしれませんが、副業であれば撤退も容易なので、スポットで関わりトライアンドエラーを繰り返すことでマーケット感覚を身に付けることもできます。その経験値を元に、大枠のゴール（在りたい姿・世界観・解決したい社会課題）が明確になれば、そこからしっかり戦略的なキャリアデザインを描いて、実践をしていってもいいわけです。

5-6 「分散投資」としての副業ポートフォリオでリスク分散

　ポートフォリオとは、第４章のキャリア資本でも触れましたが、「全体を構成する様々な組み合わせ」という意味で理解するとわかりやすいと思います。それぞれ何割の比率にするか管理し、適宜バランスを見直しすることで、よりよい資産形成をするものです。キャリアにおける位置づけとは「複数の仕事を掛け持つ働き方」「複数の肩書きを持つキャリア形成」を実現したワークスタイルを意味します。細かく分類すると、全て本業で賄っていく「複業」と同義語と筆者は位置付けています。つまり並列のため、下図のように整理ができます。こちらで言え

図表5-3

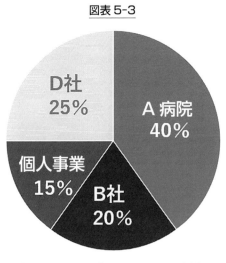

（例）収入のポートフォリオ割合

ば、例えば「報酬」あるいは「時間」において割合を分配するようなイメージで整理します。

　先に述べた人的資本を蓄積した後は副業のみならず、こうしたポートフォリオワーク（複業）は非常に行いやすくなります。逆にそうした働き方をしたいと考えている場合は、専門性を磨く、専門性で実績をあげる、あげた実績をマーケットに認知してもらう、認知してもらい必要に応じてサポートできる体制（コンテンツ制作など）を構築していくことが重要です。最近では、プロ人材マッチングをする企業が結構増えてきているので、そうした企業に申し込み自らの人的資本がマーケットで通用するのか？　を自己理解しておくといいでしょう。結果、複数の本業を持つことで、報酬だけでなく経験値の蓄積、社会関係資本（繋がり）などが強化されリスク分散以上の価値が得られます。

　ただし「本業以外の仕事をしていればリスク分散になっている」というだけのロジックは間違いだといえます。全て中途半端で、誰でもできる仕事、時間を切り売りしてやる方法は長続きしません。いかに自らの人的資本をベースでポートフォリオワークをできているか、このあたりを改めて見つめなおしてもいい気がしています。

第6章

「副業」について理解を深める３つの肝

タイミング・実施内容・バランス

6-1 タイミング
-いつからはじめるのがいいの？-

6-1-1　年代による役割と副業をはじめるタイミング

　最初に「年齢」という変数について。前著でも触れましたが、20代、30代、40代、50代によりそれぞれ目的が異なります。筆者が様々な書籍を当たる中で、それぞれの年代の過ごし方は大枠で共通しています。どの時期に効果的な副業を行うのかも併せて考えてみてください。

　以下、代表的な２つの考え方を**図表6-1**にまとめ、年齢別の役割を

図表6-1

	加減乗除の法則 「組織にいながら、自由に働く。」	VSOP人材論 「自立人間のすすめ」
20代 （足し算）	・できることを増やす ・苦手なことをやる、量稽古 ・仕事の報酬は「仕事」	バイタリティ＝V
30代 （引き算）	・好みでない作業を減らして強みに集中する ・仕事の報酬は「強み」	スペシャリティS
40代 （掛け算）	・磨き上げた強みに別の強みを掛け合わせる ・仕事の報酬は「仲間」	オリジナリティ＝O
50代 （割り算）	・因数分解して１つの作業をしていると複数の仕事が同時に進むようにする ・仕事の報酬は「自由」	パーソナリティ＝P

整理します。

■20代：

　両方ともに共通するのは、体力があり、スポンジでいう吸収できる状態である20代はまずは「量をこなす」という点です。キャリアの価値観が醸成されるのが30代前後と言われており、1万時間の法則では新卒からバリバリ働いてだいたい5年くらい（27-28歳）である点から考えると、20代後半でようやく自らの専門性や強み、価値観がみえてくるとも言えます。その土台作りが20代とも言えます。逆に、この時期に量をこなせないと、キャリアにおける基礎体力が身につかず、30代40代以降のキャリアの成長に大きく影響するともいえます。

■30代：

　前述したように、30代はキャリアにおける価値観醸成（自分のキャリア形成における目的）されると言われています。この時期は20代で培った基礎体力を礎に、専門性（スペシャリティ）・強みを明確にしていく時期とも言えます。医療・介護職においてもキャリアの岐路になることが多く、専門職として専門性を磨き続けるのか、マネジャーとして管理・マネジメント業務を担っていくのか、等々働き方に大きな開きがでます（結果的に収入の開きにもなる）。1万時間の法則でいうと32-33歳で"2巡目"となり、また結婚、出産とライフスタイルの変化が生じる時期なので、この時期に転職を考える人も増えている印象です。逆にこの時期までに「強み」「専門性」を明確にできないと、今後のキャリア形成における展開は厳しい場合もあります。

■40代：

　続いて40代では、磨きあげた強みに別の強みを掛け合わせる時期で、自らのオリジナリティを出していく時期といえます。30代で明確にした強みを、さらに磨き上げ、転職や昇進、あるいは副業をはじめ様々な変数をかけ合わせながら、自らのポジションを築いていきます。キャリアの「掛け算」で有名な藤原和博氏も、この時期に学校の校長という大きくピボット（軸ずらし）をして、唯一無二の存在になりました。ただし、20代、30代での積み重ねが非常に重要になってきます。この時期までに量をこなし、自らの強みを明確にできていないと掛け算にはなりません。厳しいことをいいますが、ゼロに何をかけ合わせてもゼロになります。

■50代：

　いよいよキャリアの晩年である50代についてです。50代は、因数分解をして1つの作業をしていると複数の仕事が同時に進むようになり、「あの人と仕事がしたい」と周囲から言ってもらえるようなパーソナリティ、人格を養っておく必要があります。自らのこれまでの経験や実績、周囲との関係性などの資産がものを言います。逆に、ここまでで十分なパーソナリティを養えなかった場合、「老害」になるリスクもありますので注意が必要です。周囲との連携がとれることで、時間的余裕ができ結果的に自由な時間を得ることができます。

6-1-2　副業をはじめるタイミング：キャリアの踊り場

　上記の年齢による期待役割を踏まえ、どのタイミングで「副業」を始めるのか？　は医療・介護専門職として重要な観点だと思われます。例

えば、第3章の副業の分類でも書いたように、ボランティアやプロボノの意味合いの強い越境学習的な観点の「幅業」、収入補填の意味合いの強い「伏業」や「副業」は20代前半からでも行えると考えます。バイタリティがあり、量をこなす時期でもありますので、幅を広げる点でも大きな効果をもたらすかもしれません。しかし、「複業」という観点では能力が不足し、それ以外でも注意が必要な部分があります。医療・介護専門職の場合、ベースのスキルはもちろん専門職としてキャリアアップしていきたい場合30代に向けて20代はより専門性の土台を築く時期でもあります。そのため、幅業、伏・副業を行う場合もバランスが重要となります。

　次に、筆者のおすすめの開始タイミングを書いていきます。筆者は、副業をキャリア全般に好影響を与えるかどうかの視点で考えています。そのため、ある程度を能力、専門性、経験値を有した20代後半から本格的に開始していくことをおすすめしています。わかりやすい指標としては、先程年齢のところでも書きましたが、「1万時間」「価値観醸成」のタイミングである27-28歳あたりから本格的に開始していくイメージでしょうか。ただし、ここからスタートするというよりも、ここからスタートするために20代前半をどのように過ごすのか、という逆算思考が重要となります。本業が一段落し、次にどうしようか考え、ライフスタイルも変わる「キャリアの踊り場」（キャリアドリフト）のタイミングで、本格的にデザインを組んでいくことがおすすめです（**図表6-2**参照）。ただし、本業がまだまだ発展途上の場合は急ぐ必要はありません。繰り返しにはなりますが、まずは専門職としての土台をつくることが先決です。

図表6-2

副業をはじめるタイミング

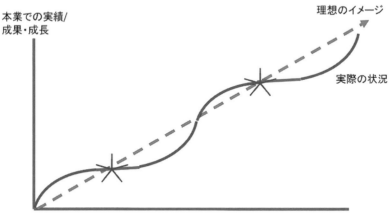

★が理想の開始タイミングと考えている

6-1-3　副業の本業への活かし方と複業への繋ぎ方：
　　　理解しておくべきアクションフロー

　前述した様々な副業の分類について、ここでは「副業」・「幅業」・「複業」の本業への活かし方について書いていきたいと思います。このフローを時間軸と併せて捉えていくとイメージが湧きやすいと思います。

　「副業」や「幅業」については、個人的には自らの可能性を広げるテストとも考えています。もちろん、スキルや経験などを積んでいく観点からも20代、30代前半は特に実践しない手はないと考えています。仮にその社会が当たり前になると、越境学習としてOJT、OFF-JTに取って代わる教育機会として、組織単位で取り組むことも増えていくでしょう。また、巡り巡って現在の本業に還元し、本業における職務執行能力

を高めてくれる可能性も大いにあると考えています。

　そうであれば、現在、自分が勤めている病院や介護事業所の仕事でも、日々行っている業務とは異なる仕事、例えば臨床現場でしか仕事をしていない人が経営管理の仕事を兼務する、あるいはシステムや広報の仕事を兼務する、という場合「社内副業（それによって手当がつく、つかないにより幅業とも言える）」と捉えることができるでしょう。そういうキャリア全般を俯瞰で捉える視点であるなら、時給がいくらかという点は必ずしも問題ではなくなります。

　少し余談になるのですが、以前、筆者が運営していたリハビリメディア POST にて、オリンピック選手に対する派遣として理学療法士協会から謝金がでない、交通費もホテル代も個人持ち、という記事を出したところ、"謝金を払わないのはおかしい派" と "謝金を払わなくてもいい派" で議論が白熱したことがありました。皆、それぞれ仕事（本業）

図表6-3
【フク業の分類マトリクス】

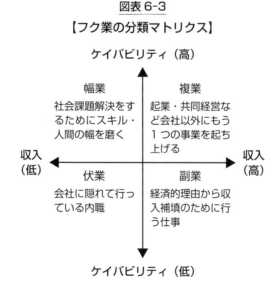

がある中で、時間を割いて派遣されるわけですから謝金があって当たり前という立場も理解できますし、一生に一度できるかどうかの経験ができるのだから自腹でも問題ないという意見も理解できます。結論各々の価値観に委ねるところが多い（そもそも方針に納得いかなかったら参加しなければいいという観点も含め）のですが、こと副業の観点で整理をすると色々みえてきます。

このマトリクスで整理をすると、オリンピックの派遣を

① 収入の補填：副業
② 経験値稼ぎ：幅業

と整理した場合、読者の皆さんは各々の立場により意見が対立する構造がみえてくると思います。もちろん、①＋②が本来あるべき姿でありベターなのかもしれません。ただ、この事案を①と捉えるか、②と捉えるかは各々が目指すキャリアゴールの違いによっても現れると考えています。スポーツ選手に関わって世界的に活躍していきたいと考える理学療法士にとっては喉から手がでるほどほしい経験値であることは間違いありません。この議論の中で「プロがやる仕事だから対価をもらって当たり前」という層もいましたが、これもまたある側面では正しく、ある側面では微妙……というイメージがつくと思います。

この議論で言いたいのは、今読者のみなさんが取り組んでいるのは、どの種類の副業で、どういう目的でやって、どういう形で未来に繋げていきたいと考えているのか、ここまでデザインを考えておきましょう、ということです。ここまで考えている人が少ないからこそ、圧倒的な差別化につながります。

結論、筆者は直接的に「今の」お金を稼ぐため、というよりも、「将

来の」お金を稼ぐため、知識や経験、スキルや人脈などを得るために「副業」を実践していくべきと考えています。こうした中期・長期的なキャリア・デザインの目線で捉えると一気に有機的になります。

　以下、その観点を踏まえた上で、筆者が考え、実践をしているフローを図にしてみます。

図表6-4

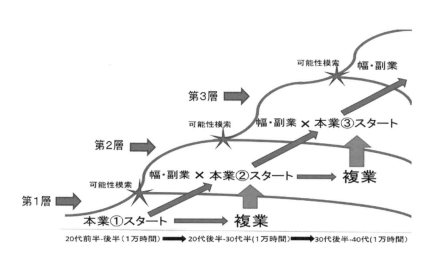

先ほどの「副業をはじめるタイミング」のグラフを参考にすると、社会人としてのスタートは、右も左もわからない中で、組織のルールに則り、仕事量をこなしつつ、核となる仕事の土台を構築していきます（20代）。そして、上記した「1万時間の法則」が、1つの仕事について一定のレベルに達したと考えらえるために必要な時間だと仮定をすると、3-5年は1つ目の本業に時間を使えるのが理想と思います。1つ目の本業が一定のレベルに達したところ（20代後半）で、「本業」にシナジーがありそう、あるいは自分の可能性を高めそうな副・幅業をスタートさ

せ、時間を使ってレベルアップしていきます。これらが本業と言えるレベルになれば、「複業」の関係になって行きます。そこにさらに副・幅業をスタートさせて……という形で積み重ねていくことで、自分ができる仕事を広げていき、また本業間のシナジーを活かして、代えがきかない仕事、競合が存在しない状況をつくりだすことができます。市場が成長し、自己が求められる「本業」を選び、そこで各本業（複業）のレベルを維持して行くことが理想です。こうして、３つの本業がしっかりと並存して、そのシナジーが生まれる状況は、藤原和博氏がいう「100万人に一人の人材」になれている、という状況なのだとも理解できます。

　筆者の場合、新卒で入った総合病院に３年半回復期リハビリ病棟担当の作業療法士として働いていました。その間に、社会人大学院にも通い認知症の研究を行い、認知症の専門資格取得も行いました。またそのころから地域の勉強会で講師を行うようになりました。他方、同時期に**図表6-4**でいう第２層のインターネットビジネスの副業を始めて、それなりに形にしていきました。結果的に一層では、臨床業務と大学院両立のタイムマネジメント、あるいは講師としての経験をすることができ、結果的に今でも講師活動は続けています。

　その後、27歳の時にインターネットメディアの取締役として会社を起こすわけですが。副業でインターネットに触れてビジネスをしていなかった場合、もしかしたらこの意思決定はしていなかったかもしれません。その後メディア立ち上げに約３年携わった経験を活かして、各種アドバイザーなどに繋がりました。そのころから、単発で外部から組織構築やチームマネジメントのコンサルティングをスポットで請け負う（副業）ようになり、第３の層に繋がっていきます。

　第３の層（30歳）では、医療法人にて施設の立ち上げのオファーを受けるわけですが、副業でのチームビルディング、組織マネジメントが

あったことでメンタル的なブロックなく従事することができました。その経験を活かして、組織運営に関して書籍執筆をすることに繋がりました。また、その頃からチームメンバーと面談する機会が増え、学びを深めようとキャリアコンサルタントの資格を取得、結果的に現在はその経験を活かして外部に対してもキャリア支援を行うようになりました。

　以上、ざっとではありますが、副業、本業、複業の流れが理解できたかと思います。副業ではなく幅業な場合もあります。きっかけ作り、可能性づくりの副業・幅業は本業が安定してきたタイミングではじめてみるのはベターだと考えます。可能性を探った結果、現在の本業とシナジーがあり、転職となった場合にも複業として前職の外部顧問や外部アドバイザー、外部役員として残ることも増えてきています。こうしたプロセスは理解しておきましょう。

6-2 コンテンツ（実施内容）
-どの領域で何をすればいいの？-

6-2-1 どの環境でどんなスキルを活かすか

図表6-5

【成長マトリクス：スキル×環境】

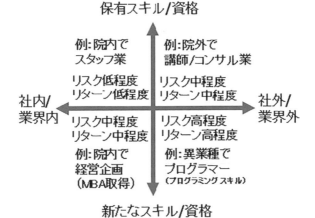

保有スキル/資格

例:院内で　　例:院外で
スタッフ業　　講師/コンサル業

リスク低程度　リスク中程度
リターン低程度　リターン中程度

社内/　　　　　　　　　　　社外/
業界内　　　　　　　　　　業界外

リスク中程度　リスク高程度
リターン中程度　リターン高程度

例:院内で　　例:異業種で
経営企画　　プログラマー
（MBA取得）　（プログラミングスキル）

新たなスキル/資格

　経営戦略の父、アンゾフの「成長マトリクス」は、医療・介護職が副業キャリアを考える上では非常に有用です。様々なフレームワークがありますが、もっとも有名・有用なフレームワークが、アンゾフの「成長マトリクス」でしょう。

　この点に関しては、複業の教科書を書かれている西村創一朗氏は『どのターゲット（既存／新規）に対して、どんなバリュー（既存／新規）を提

供するか？　という2×2の掛け算でつくられるマトリクスで、もともとは企業の成長戦略・多角化戦略を整理するためにつくられたものですが、「個のキャリア戦略」を考える上でも非常に役に立ちます』と言われています。

　個々のキャリアとして考えた場合、横軸を「社内／業界内」と「社外／業界外」、縦軸を「保有スキル／資格」と「新規スキル／資格」に置き換えてみると、**図表6-5**のマトリクスとして整理することができます。「副業ブーム」のいま、9割のビジネスパーソンが「副業」に興味を持っている状況ですが「副業とは、個の多角化である」という観点で置き換えると、「保有スキル×業界内」が不十分な状態で、多角化に舵を切ることは愚の骨頂である、ということです。これを「自分株式会社の運営」に置き換えると、「まずは本業で成果を出すことに専念するべき」ということになるでしょう。

　では、どんなタイミングが「副業」の始め時かというと「市場浸透」＝「本業で安定的に成果を出せるにようになったタイミング」がベストタイミングと言えるかもしれません。これは先述した「副業開始のタイミング」や「実践フロー」でも説明したタイミングにも通じます。この点は第7章でもう少し詳しく触れます。

　その上で、副業としてオススメなのは中リスク中リターンの選択です。社外への展開は、「本業で成果を出すために発揮しているスキルを、社外に対して発揮していくこと」を指します。例えば、「本業で呼吸リハをやっていて、部下の指導をバリバリ使いこなしている人が、社外でその講師として活躍する」という副業は**図表6-5**では右上に該当します。副業をはじめたい、と思ったらまずは自分が発揮している、発揮できる「保有スキル」を棚卸しすることからはじめてみるのがオススメです。繰り返しにはなりますが、確実に一定の成果を出すために、よ

り戦略的に行動する必要が出てきます。まず、副業は本業があってはじめてうまくいきます。これは疑いの余地なくそうと言い切れると思います。

6-2-2 ロジックツリーでの整理から実施内容を何にするか決める（4STEP）

図表6-6

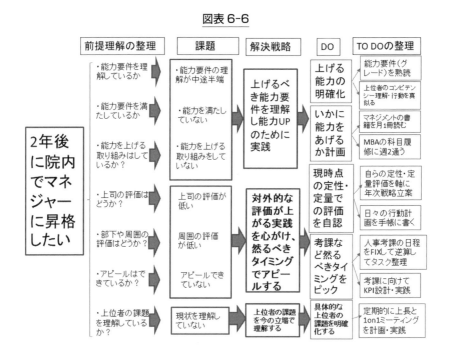

続いて、何をどういういう手順で実施するのかという点については、ロジックツリーのような形で事象、階層を整理しながら実施計画をつくるとよいでしょう。ロジックツリーは、事象の分析、問題の原因特定や

目標設定、課題解決に至るまでさまざまなシーンで使用することができる便利なフレームワークです。ロジカルシンキングの手法としても有名です。ロジックツリーを作成することでたくさんのメリットがあります。大きく分けると以下の5点です。

① 問題の全体を把握し、論点ズレをなくす
② 問題を深堀りし、原因を特定できる
③ 解決策を考えやすい
④ アクションの優先順位をつけやすい
⑤ アクションの必要性を共有しやすい

また、以下のSTEPについて理解しておくべきでしょう。

■STEP1：問題の前提を明確に

ロジックツリーを活用する前提として、問の定義が明確でないと、ロジックツリー全体が崩れてしまいます。例えば**図表6-6**である「2年以内にマネジャーになりたい」という目標に対しては、いつまでに、どこで、どういうポジションでマネジャーになりたのか、が整理されているかは重要です。加えて、そのマネジャーのポストは空いているのか、自助努力だけで得られるポジションか、等前提を整理しておく必要はあります。

■STEP2：要素分解と仮説立ての重要性

次に、要素を分解と"仮説思考"はロジックツリー構築には重要です。例えば、「マネジャーに2年以内になる」といった場合、「能力不足」～「キャリアラダーにおけるマネジャーの役割認識の不足」まで様々な要素が課題として挙がります。こうして全体を見わたして「○○

が足りていない」などと仮説を立てに役立つエビデンスを持っておくことは重要です。そうした課題（要素）を分解するときもその原因を仮説立てすることにより、アクションに繋がりやすくなり、確度が格段に高まります。

■STEP3：解決に向けた上位戦略立て

　次に、課題に向けての戦略を考えます。ここでいきなり打ち手を考えてしまう方は多いかもしれません。しかし、一旦まとめ（類型化）て、上位戦略を立てることは、その後の打ち手を考える上でも大事になります。つまり、戦略を立てることで、短期的にはPDCAサイクルを回すことに専念できるともいえます。

■STEP4：行動（TO DO）になるまで掘り下げる

　要素分析・問題解決ツリーにおいて、ロジックツリーの目的は現状を改善できるアクションに落とし込むことです。問題を中途半端に分析するだけに終わらず、できるだけ今すぐに取り組める行動をリストアップしましょう。そのため、DO、TODOを意識して作成するといいでしょう。

　以上のSTEPを押さえれば、実施内容の整理とともにアクションにつながるロジックツリーを作ることができるでしょう。

6-3 | バランス　-どういったバランスで副業すればいいの？-

　働き方の分類には色々な考え方がありますが、ここでは一般的に言われている代表的な分け方を整理し、仕事のあり方、あるいは副業のはじめるきっかけを統合して考えてみます。

6-3-1　Will/Can/Must

図表6-7

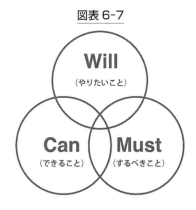

　まず最初は、Will/Can/Must の分け方についてです。

・Will：「やりたいことをやっているか？」です。自分がやりたくないことをやらされることほど、苦痛なことはありません。逆にやりたいことであれば、仕事に没頭でき、優れた成果を生みやすくなります。

・Can：「できるかどうか？」です。といっても、誰でもできるもので
　は、天職と呼ぶには物足りません。あなたの個性や能力にふさわし
　い仕事かどうかが Can です。
・Must：「やらなければいけないか？」です。周囲や社会から必要とさ
　れていないことをやっても意味がありません。すなわち誰か（マー
　ケット含む）の役に立つことをしているのかどうかです。

　そして、Will ／ Can ／ Must の3つがそろった真ん中が、自らが行
うべき仕事と言えるでしょう。
　Will が欠けると、生計は立っても、好きでもないことを我慢してや
る羽目になります。Can が足りないと、やりきれずに破綻したり、いず
れやる気がうせてしまいます。Must が欠けていると、やっていて楽し
いかもしれませんが、趣味や道楽の域を出ず、お金を稼ぐことが難しく
なります。

6-3-2　Life/Like/Rice

図表6-8

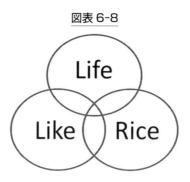

続いて、仕事をこのように分けることも可能です。

> ・ライスワーク（Rice-Work）：生活のために、ごはんを食べていくために働くこと。
> ・ライクワーク（Like-Work）：その仕事が好きで働くこと。
> ・ライフワーク（Life-Work）：仕事とプライベートは分けず、自分の使命と思える仕事で働くこと。労働する仕事だけではなく、一生続けていく趣味や活動についても使われる。

　ライスワークは、生活のために働くというのが前提です。初めての就業経験はこのモチベーションから始まる場合が多いかもしれません。ライスワークは働く上・生活の上で軸となるもので、多くの人はこのライスワークを行っていると考えられます。趣味や好きなことをする時間は仕事と別に確保しなければなりません。ライクワークは、ライクワークでは自分が好きな仕事をするため、仕事に対するモチベーションは始めから高い場合が多いです。しかし、ライクワークを続けていくためには、それ相応のモチベーションを維持し続けなければなりません。ライクワークでは、続けられなくなったときに仕事も好きな趣味も失ってしまうリスクがあります。ライフワークは、周りから反対されてもどうしてもやってしまうような、自分が心から取り組みたい活動のことです。ライフ（命の）ワークという名前の通り、その人にとっての「天職」と言われるものです。

6-3-3　統合型

　今、示した「Will/Can/Must」「Life/Like/Rice」に、第３章で説明した Public/Semi-Public/Private の分け方（**図表6-9**）を加えた統合型を最後に示していきます。

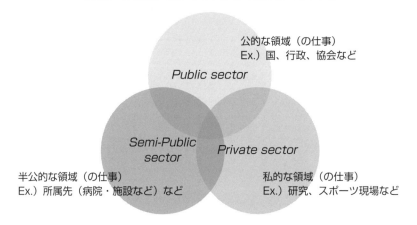

図表6-9
【医療・介護職におけるこれからの働き方バランス】

公的な領域（の仕事）
Ex.）国、行政、協会など

Public sector

Semi-Public sector

Private sector

半公的な領域（の仕事）
Ex.）所属先（病院・施設など）など

私的な領域（の仕事）
Ex.）研究、スポーツ現場など

１つの sector に偏らずにバランスよく活動することが大事
〈循環 × 橋渡し（繋ぎ）× 統合化〉

　これらを統合して考えると**図表6-10**のようになるイメージを持っています。すべて「ライフワーク」を起点に考えると、各セクターバランスよく仕事をしていくことは経験値を積む、あるいはリスクヘッジの観点からも重要です。ただし、こうした副業を始める場合、注意してほしいのは、前述した "タイミング" や "目的" が非常に重要になります。いたずらに手広くした結果、"専門性が身につかない" "自分の軸が

わからず迷い続ける"状態に陥ることが容易に想定されます。そのあたりの「自分株式会社」の構築は次の章で詳しく書いていきます。1つの仕事にこだわることも重要ですが、広い視野、高い視座、多職種の理解を進めるためにも、多くの Sector で仕事を持ち、循環・繋ぎ・統合化をバランスよく活動することは、副業が担う大きな役割ですし、これからを生きる医療・介護職には求められる視点と考えます。

図表6-10

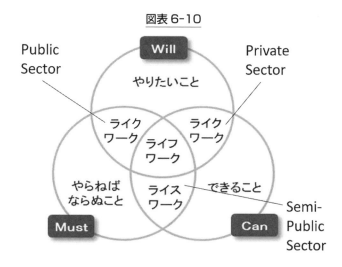

第 7 章

副業をキャリア全般に活かす「自分株式会社」の創り方

7-1 6ステップで実践する「自分株式会社」の創り方

　これまで第1～6章まで理論やモデル、筆者の経験ベースで様々な切り口から書いてきましたが、第7章ではその総括としての意味も込めて、筆者が一番伝えたい「キャリア形成＝自分株式会社の運営」という真髄をSTEPに沿ってお伝えしていきます。是非、各章の振り返りも兼ねて、STEPに沿って1人1人の"自分株式会社"を創ってみてください。

図表7-1

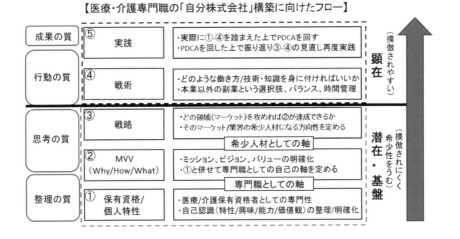

　このフローを具体的なフレームワークに落としたものを以下に示します。

　これを踏まえ、いかに5つのステップに沿って実践できるように説明をしていきます。

図表 7-2

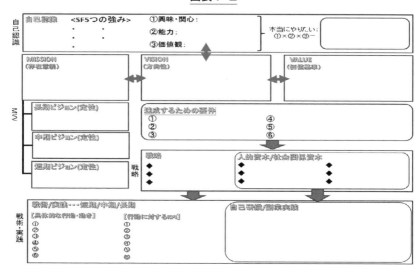

STEP1　保有資格の現状把握／自己認識

1．保有資格の現状把握

　医療・介護系資格といっても数多存在します。自ら保有している資格の置かれている現状を把握するといいかと思います。1つは「需給バランスの推移」もう1つは「診療報酬・介護報酬の点数の推移」ここから将来的に置かれる状況はある程度把握できます。医療・介護職は規制ビジネスであるため、国の政策、人口動態に大きく左右されます。それゆ

えに、同じことをしていても点数が下がり、給料が下がることは当然のように織り込んでおく必要があります。「高齢社会だから医療介護職は安定」という一般社会における印象は間違っていませんが、「安定」はしていても「安心」できない状況になるかもしれないことはキャリア・デザインを描く上で理解しておく必要はあります。

2. 自己認識―（好き×得意×価値観）を明確に―

1）個人の特性把握（ストレングスファインダー）

　自己認識を進める上で自己の特性を把握することは重要です。代表的なものでは、ストレングスファインダーがあります。ストレングスファインダーとは、アメリカのコンサルティング会社「Gallup 社」が開発した自身の強みを明らかにする自己分析ツールで、今では一般的な自己分析ツールとなっています。web サイト上で 177 個の質問に答えることで、以下のようなことがわかります。

　・34 個ある資質の中から自分の強みが分かる
　・自分の強みが可視化できる

　ストレングスファインダーを使って自己分析をすると、34 の資質からもっとも強みとなり得る資質を 5 つ選出してくれます。そのため自分がどういう資質を持って、強みがあるのか理解しやすくなります。

　ただし、5 つの資質は「あなたの強みになり得る資質＝傾向」であり、「あなたの強み」となっているわけではありませんので、注意しておいてください。ちなみに筆者の 5 つの資質は以下になります。

図表7-3

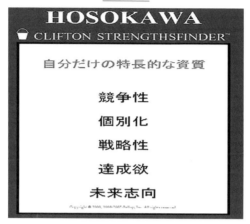

2)　自らが「本当に大事にしてやりたいこと」を明確にする

【目的】自分株式会社の構築で必要な「自己認識」（土台）を明確にする。

【戦略思考】

・「好き（興味／やりたいこと）」「得意（能力／できること）」「価値観（大事にしていること）」という自分理解に必須な変数の深掘りをする。

・エピソードを列挙し、**カテゴリ化を進め、優先順位をつけて明確に**していく。

・最も優先度の高いものを中心に各変数にそれぞれに当てはめてみながら「本当にやりたいこと」を定める。

　A：好き（興味／やりたいこと）

　B：得意（能力／できること）

　C：価値観（大事にしていること）

①　エピソードを見つめる：過去のエピソードを書き出す（10-20個）：多いほうがいい

図表 7-4

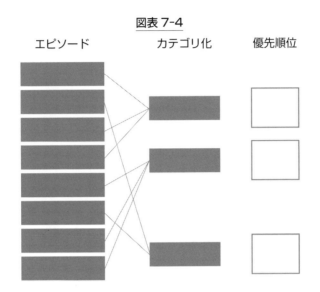

エピソード　　　　カテゴリ化　　　　優先順位

例：地元の方々にお世話になってきため地元の保健福祉に貢献し
　　たい。
　　子どもの医療的ケア児の置かれている現状に危機感を感じな
　　んとか改善したい。
　　コミュニティづくりや街づくりを通して高齢者が集える場を
　　つくっていきたい。
　　予防分野について保険外領域での可能性をもっともっと探っ
　　ていきたい。
　　データ活用をした取組をビジネスに活かしたい。
　　医療職として新しい働き方の可能性を積極的に探りたい。

②　カテゴリ化（共通項を探す）をして、優先順位をつける。
　　例：

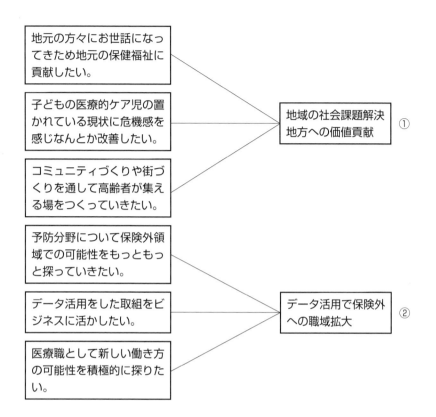

　こうしたカテゴリ化、優先順位付けを「好き（興味／やりたいこと）」「得意（能力／できること）」「価値観（大事にしていること）」も同様に行っていきます。

補足：得意／大事にしていることを客観的に知り得るために「ジョハリの窓」のワークはおススメ

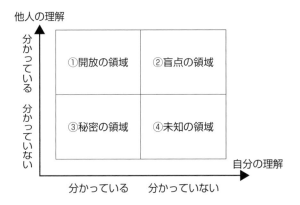

〈ジョハリの窓の効果と活用方法〉

　「盲点の窓」や「秘密の窓」に分類された自分と他人の認識のズレを理解し、そのズレている原因を探り、他人の認識を受け入れてあげます。すると、『他人から、○○と思われているかもしれない。』『自分には、そういう一面があるかもしれない。』と思えるようになり、「開放の窓」の領域が拡大します。それにより、認識のズレが軽減されることでコミュニケーションが円滑になり、対人関係によるストレスも軽減されることになります。このように、ジョハリの窓を使うことで効果的な他己分析（他人の意見を取り入れる自己分析）ができるため、自分では気づかなかった新しい自己の発見に繋がります。Web等で方法論は出ているため、「得意」「大事にしていること」を客観的に知りたい場合は、他者に協力してもらいながらワークをしてみることをおススメします。

3）優先順位の高いものを掛け合わせ「本当に自分がやりたいこと」を整理
　／抽出

　Aの優先度　＞＞まちづくり、地域貢献

　Bの優先度①＞＞チームをまとめること、管理業務

　Cの優先度①＞＞1人ひとりが幸せに生きること　　とした場合

「A（優先度1）」：まちづくり・地域貢献

×

「B（優先度1）」：チームマネジメント／管理業務

×

「C（優先度1）」：1人ひとりが幸せに生きること

＝

本当にやりたい／実現したいこと

「行政や民間企業を巻き込んでチームで福祉に強い街づくりを行い、
住民が幸せに最後まで生活できる仕組みをつくる」

　このようなA〜Cをまとめる形で「本当に自分が実現したいこと」を整理することは重要になります。

STEP2　在りたい姿／MVV（ミッション／ビジョン／バリュー）を知る

　改めて、キャリアの全体観を整理してみます。**図表7-5**はミッション、ビジョン、バリューと雇用先や契約先／業務委託先への価値提案／戦略／戦術の関係性を表現したものです。最初は、現状からビジョンを目指していきます。その過程で必要になるのが戦略であり、その戦略を施策レベルに落とし込むのが戦術です。それを実行するのは個々人であり、個々人の行動指針や基本方針を支えるのが価値基準（バリュー）で

図表 7-5

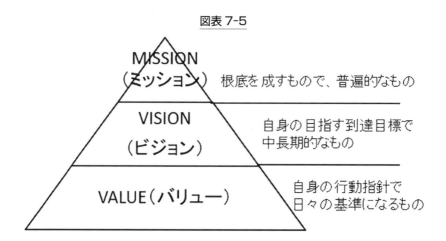

す。その営みの全体を支えるのが自分の思いうや存在意義（ミッション）
になります。

◆ミッション（Mission）
　　自分が仕事を通して社会にどのように貢献するか、社会で実現した
　いことは何か示したもの
◆ビジョン（Vision）
　　自らの意志を投影した未来像のこと、自分たちが心の底から達成し
　たいと願う未来
◆バリュー（Value）
　　取組について優先すべき価値基準

　　前提条件としてミッション・ビジョン・バリュー（以下、MVV）は「自
己理解」「専門性の軸がある」状態でないと成り立たないと考えていま
す。どんなに心を動かす言葉、夢を MVV で表現できたとしても、キャ
リアデザインにとって最も重要なステークホルダーである、雇用先企業

や病院、あるいはその先のクライアントに対してその価値が訴求できなければ、絵に描いた餅であり、意味をなさないことを理解しておくべきです。

1. MISSION（ミッション）をつくる基準（なぜ行うのか？）

　ミッションとは、自分自身がキャリアを通して社会にどのように貢献するか、社会で実現したいことは何か、を言語化したものです。社会、業界、組織における自分自身の希少性や存在意義を明確にし、長期的な指針にすべきものになります。ミッションを定めることは自身の市場価値の最大化するためにも、長期にわたってキャリアを歩む武器として機能するためにも有効となります。

図表 7-6
【ミッションの重要性】

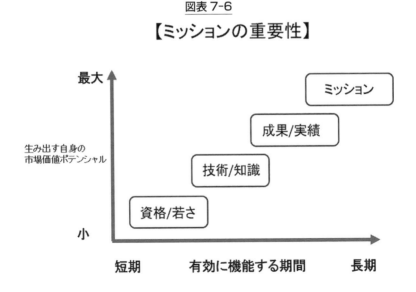

〈5つの基準〉

① 一般論的な大義を並べない

② 聞いた人が共感してもらえるか

③ 自分の強みともあっている

④ 10年後も持続的に変わらない

⑤ 誰に対して価値提供したいか

Q：ミッションを構築する上での質問例：

「あなたの（職業、専門を通して）成し遂げたいことはなんですか？」

（3つ程度書き出す）

①

②

③

2. VISION（ビジョン）の基準（いつまでに何を行うのか）

　ビジョンとは自らの意志を投影した未来像のことです。「自らが心の底から達成したい願い」について考えることを意味します。長期的な視点で「自ら実現したいこと、社会に貢献したいこと」などの自分の存在意義を掲げるのが先ほど記したミッションです。ミッションの強力な実現に向け、なるべく具体的に実現したい未来像になるように落とし込み、磨き上げていくものがビジョンになります。ビジョンを明確にすると、自分がどこに向かうかという目標がはっきりと定まります。結果として、迷いが減り決断のスピードが速くなります。ビジョンからの距離を逆算する視点を持つと、決断の質も高まります。

Q：ビジョンを構築する上での質問例：

「あなたが（職業、専門を通して）心の底から達成したいと願う未来は？」（3つ程度書き出す）

①

②

③

3．VALUE（バリュー）の基準

　バリューとは個人の取組において優先すべき価値基準を指します。個々人の想いを言語化したミッションがベースにあり、それをもとにした数年先までの未来像を描くビジョンがあります。一方で、バリューは現在の状態から在るべき姿のギャップを埋めていくための戦略や戦術を実行するにあたって、日々の「行動規範（価値基準）」を規定したものになります。バリューは日々の業務で迷ったときに照らし合わせて行動選択ができるようにしましょう。

Q：バリューを構築する上での質問例：

「あなたが（職業、専門を通して）ミッション、ビジョンを達成するための行動規範・価値基準は何ですか？」（3つ程度書き出す）

①

②

③

　このような形で、ミッション、ビジョン、バリューを時間をかけて定めていくことはキャリアデザイン構築では重要な軸となります。ただし、20代の「量をこなす」時期において、まだまだ方向性や在りたい姿が定かではないことが往々にしてあります。その時期では焦って定める必要はありますが、20代後半から30代に向けて、自分が医療介護専門職として、何を成し遂げたいか、どのような想いがあるか、意思決定をする上での基準は何か、などは常に向き合っておく必要はあります。

　インスタントに情報にとびつくことや、インフルエンサーの情報を鵜呑みにすること、セミナーに参加したりオンラインサロンに所属することで満足感を得ることは悪いことではありません。しかし、これまで述べてきたSTEP1、STEP2の「土台」がしっかりしている専門職とそうでない専門職では、その後の成長速度が大きく変わります。そのため、時間はかかってしんどいかもしれませんが、この土台だけでも是非実践してみてください。

補足：CHARENGE：ビジネスモデルキャンパスをキャリア・デザインに活かす

　構築したミッションやビジョン、バリューを1つのキャリアモデルとして可視化するために役立つフレームワークが「ビジネスモデルキャンパス」です（ビジネスモデルの詳細は拙著『医療機関・介護施設のリハビリ部門管理者のための実践テキスト』の第7章に掲載しておりますのでご覧ください）。

　これは通常ビジネスモデルの構築や分析に役立つのですが、「顧客セグメント」や「提供価値」「コスト」「リソース」「チャネル」などの9つの要素から事業全体を把握することと、キャリア全体を把握し構築に

活かすことは密接に関係していると考えているため、ミッション、ビジョン、バリューを定め、どのような形で実践していくのかを整理する目的で「キャリア・デザインキャンバス」を行ってみるのはおススメです。

キャリア・デザインキャンバス（自分株式会社構築にむけて）

キーパートナー キーパートナー	主となる活動	提供できる価値	関係性	価値提供したい領域/人
⑧	⑦	②	④	①
	活用できる武器		チャネル	
	⑥		③	
コスト（時間/費用/その他） ⑨		報酬（金銭/その他） ⑤		

①：ミッション達成のために誰に価値を提供したいか

②：達成のためにどういった提供価値があるか

③：どのような手段で価値を届けるか

④：どのような関係を結ぶか

⑤：どのような形で報酬を得られるか

⑥：達成するために活用できる武器、自己資産（人的資本）

⑦：個人が行う主要な活動

⑧：パートナー。人脈

⑨：達成するために必要なコスト構造（時間／費用）

上記、①から⑨の順に沿って、ミッションを達成する上での必要な項目

を入れてみてください。

STEP3　戦略（希少性／成長性／実現可能性）／マーケット軸構築

　STEP2において選択した領域・仕事を実践していく前提として、「どういう世界を目指したいのか」「どういう課題を解決したいのか」「どういう在るべき形が理想なのか」という点について、「ミッション」「コンセプト」「ビジョン」で整理をしました。次に具体的な実践に向けた「戦略」についてワークしていきます。

　STEP1、STEP2を踏まえて戦略を立てる時に、**図表7-7**に示したような3点を意識します。

図表 7-7
【自身が描くキャリアの実現可能性、成長性、希少性を考える】

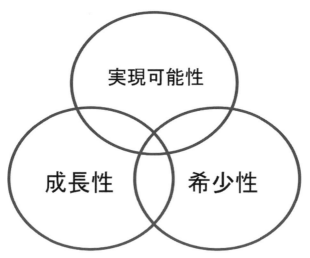

1.「実現可能性」について

　自分自身が描いたキャリア・デザインに沿って戦略を考えていくわけですが、そもそも今いる職場で可能性が低い場合、あるいは周りに流されているだけで自らの強みを活かしきれず絵に描いた餅になる場合も多くあります。その中で、MVV で定めた自分が在りたい姿、目指したい方向性を実現するための戦略を構築することは重要です。

　「実現可能性」については以下の2つの質問に答えてください

Q：どこの業種、職場だと実現可能性が高まりそうか

Q：どういった形で成果を出せば実現可能性が高まりそうか

2. 成長性／希少性について

　キャリアにおいても不必要な競争に挑まないためにも、実現可能性とともに『どこのマーケットを軸にするか』を考え、自分がアクセスしやすくてよく知っているマーケットという観点だけに陥らないように気を付ける必要があります。専門職の場合、ともすれば「先輩たちが歩んで

いるロールモデル以外を行うことは造反者」のように感じ取れてしまう
向きもありますが、潜在ニーズが強く、まだまだ代替案が少ないマー
ケットを今の段階から選択することは後々の希少性人材になる可能性を
高めます。

　最初から中長期のキャリア・デザインを描けるのであれば、どういっ
た課題解決、あるいは自分が理想とする在りたい姿の達成のために、ど
のタイミングで必要なスキルを身に付け、どのタイミングで転職し、ど
ういった切り口から副業をし……などと既にあるはずです。それを実現
するために、どのマーケット、あるいはどの職場が適しているかを考え
ることは重要です。

図表7-8（図表2-1再掲）

	大　←相対的マーケット・シェア→　小	
高 ↑ 市場成長率 ↓ 低	花形製品 （star） 成長期待→維持	問題児 （question mark, problem child） 競争激化→育成
	金のなる木 （cash cow） 成熟分野・安定利益→収穫	負け犬 （dogs） 停滞・衰退→撤退

成長—シェア・マトリクス（BCG マトリクス）

　この図は第２章にも載せた図ですが、自らが今後どのマーケットで勝
負をするか、どこのマーケットに軸を立てるのか選択する上で非常に役
立ちます。最も理想的なのは「市場が成長しており」「マーケットシェ
アが高い」（図でいう花形製品）にピンを立てることです。筆者自身もこ

のマーケットを注視しながらどこのマーケットで勝負をするのかを考えておりました。

その中で、このマトリクスには示されてはいないのですが、「**そもそもまだマーケットが存在していない（例えば、数年前まで遠隔診療は認められていなかった）**」、それに加えて「**市場の成長性が高いが多くの人がまだ気が付いていない（例えば、医療職が医療保険・介護保険ではなく自費の領域／民間保険の領域で働き形をつくる）**」といった部分に着目して、次のキャリアとして見据えておくことは成長性／希少性といった面では非常に有効に働きます。

以下は、リハビリ職の例としてマーケット選定を、「就業者数の多さ」、「スペシャリストかジェネラリストか」という観点でまとめたものです。マーケット選定、希少人材になる上でのヒントを示します。

図表7-9

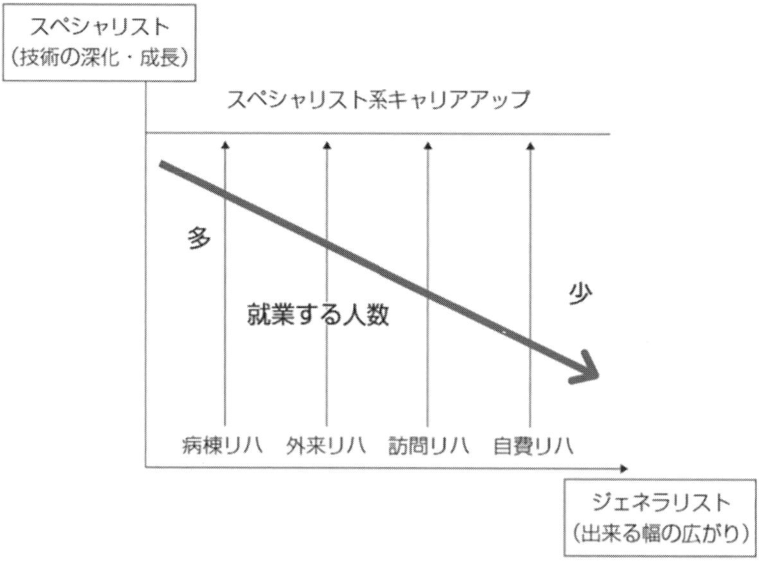

　例えば、現在リハビリ職では主として「障害福祉領域」の分野、ある
いは「自費」の分野のマーケットが成長しています。一方これらの分野
についてはまだまだ就業人口は少なく、量的な観点でだけ言えば人材と
して希少性があるといえます。

　一方で、最も就業者数が多い回復期リハビリ病棟においても、例えば
「回復期リハの発展に寄与する」研究をする、あるいは仕組みを構築
(キャリアパス、教育体制の仕組みなど) するといった場合、その分野におい
て専門深化し、希少人材となり得ます。ただし、マーケットの成長性と
いう観点では十数年前に回復期病棟が加速度的に増えていた時期ではな
いため、鈍化しているといえ、「回復期に特化」というよりも、他の病
棟や病院機能全般まで網羅的に扱えるジェネラルな視点もキャリア構築
では武器となります。

　また、「治療手技のレベル」という人的資本について考えた場合、仮

図表 7-10

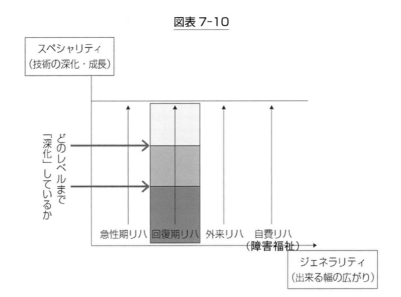

図表 7-11

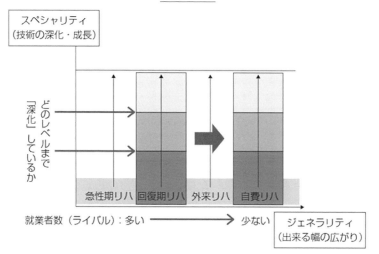

に同じレベルだった場合に「回復期リハ病棟」よりも「自費リハ」について重宝される可能性もあります。さらに、インセンティブ構造の観点から「自費リハ」の場合、技術を磨けば磨くほどに顧客満足度が高まり、1回当たりの報酬単価が高くなる（結果給料も高くなる）ことや、「自費領域×徒手技術」という点で病棟リハとは異なるコミュニケーションスキルなどを駆使した形でサービスをコンテンツ化することもできるでしょう。このように“同じ技術”でも希少性があるかどうかという観点では大きな差が生まれる可能性があります。

　最後に、先ほども少し触れたように「専門・技術レベルの深化」を求める希少性の上げ方とともに、ジェネラルでノンテクニカルスキルを学び職場内でパフォーマンスすることで管理職や経営層を目指す、あるいはセカンドキャリアや兼務として事務、IT スキル／動画編集スキルを学んで職場内、あるいは業界内で重宝される人材になるケースもあります。生き残りというよりも、自分の在りたい姿、目指す方向性が全ての

図表 7-12

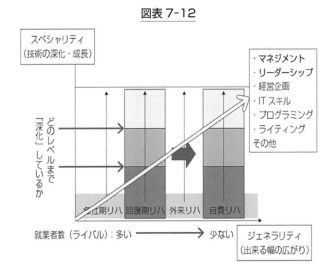

価値基準になるため、その観点を踏まえてどのようなキャリア選択をするのかをしっかり考えて職場内外でのマーケット選択、自らの希少人材として活躍できる環境づくりをする必要があります。

　これらを踏まえて、「戦略」を練る上で以下の**図表 7-13** に示すような自問自答をします。

　これらを整理するだけで、「戦いを略す」戦略的キャリア構築はできている状態になります。是非、自己認識、MVV を定めた上で戦略を練り上げ、どこで戦うのかを希少性の軸を立てていってください（**図表 7-14、7-15**）。最終的には３つの変数とも「高」が交わるのが望ましいといえます。そこが自分自身のキャリアにとって何かを考えていきましょう。

図表 7-13

【戦略を練る上での質問】

実現可能性	成長性	希少性
・どの領域/職場だと実現可能？ ・どういった実績/成果をだせば実現可能？	・現在働いている領域のマーケットは成長している？ ・自己実現に向けて現マーケットでは自己成長可能？	・自己実現に向けて競争相手は多い？ ・希少人材になるために現在のマーケットは適している？

自分のミッションを達成するために「　　　　　　　　　　」という武器を身に付け、成長している「　　　　　　　　　　　　」領域で、「　　　　　　　」を実践し頼られる人材として成長します。

図表 7-14

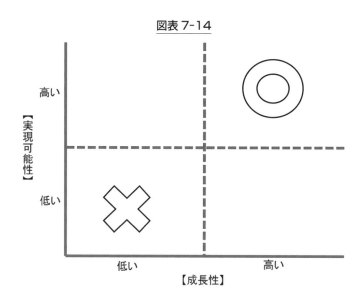

図表 7-15

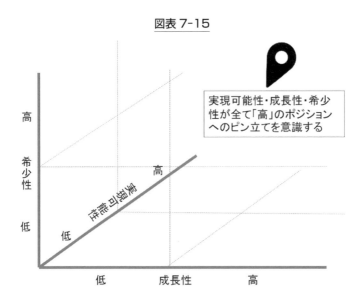

実現可能性・成長性・希少性が全て「高」のポジションへのピン立てを意識する

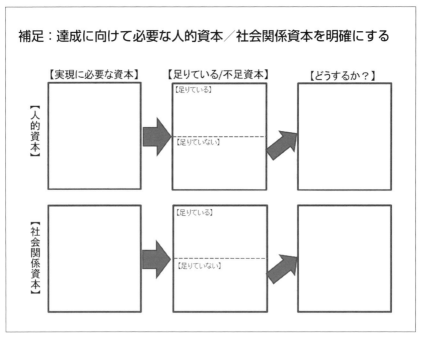

補足：達成に向けて必要な人的資本／社会関係資本を明確にする

STEP4　戦術（本業／副業／プロセス／ツール）・実践

　STEP1～3を経ていよいよ実行をしていきます。ここまで、自らのミッションやビジョンを定め、深く自らと向き合い、マーケットを選定してきました。その中で実際に実践をして見直し、再び実践をするといったPDCAサイクルを回す段階といえます。例えば、これまで本業と副業の関係性を示してきましたが、目標達成するための方法論として、様々な形で本業と副業を組み合わせて実行することが有効になる場合があります。筆者は本書のタイトルにもある副業の実戦は、あくまで目標達成に向けた手段（戦術）の1つとして用いることが理想形であると考えています。

図表7-16

【本業と副業の関係性】

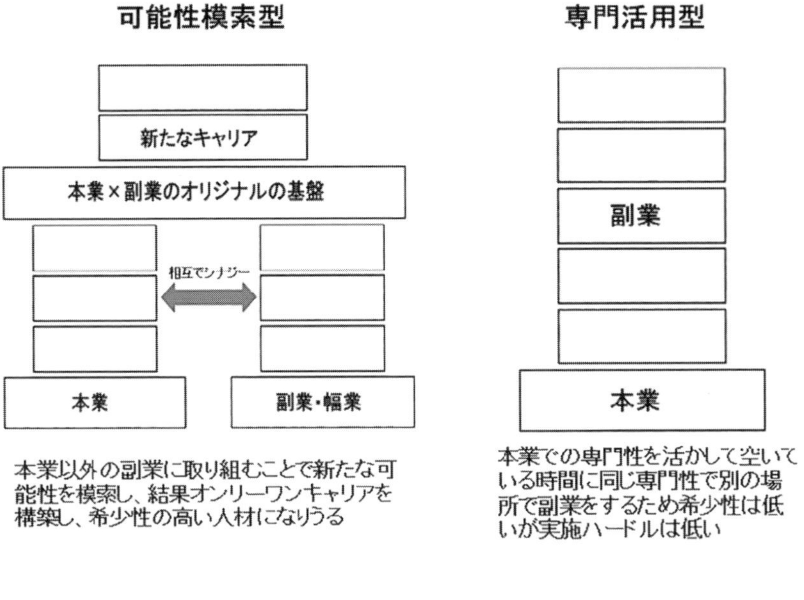

可能性模索型

新たなキャリア

本業×副業のオリジナルの基盤

相互でシナジー

本業　　　副業・幅業

本業以外の副業に取り組むことで新たな可能性を模索し、結果オンリーワンキャリアを構築し、希少性の高い人材になりうる

専門活用型

副業

本業

本業での専門性を活かして空いている時間に同じ専門性で別の場所で副業をするため希少性は低いが実施ハードルは低い

　その実行をする前に、まずは「行動計画」を立てる必要があります。また、その行動計画を立てる前提としてこれまでに整理してきた現状の課題の整理と解決に向けた見立ての整理をします。これは第 6 章で書いた以下のロジカルシンキング（ロジックツリー）で考えていくとわかりやすいでしょう。例えば、自分の目指すキャリアを実現するために「2 年後に院内でマネジャーに昇格する」という短期目標（VISION）を立てた場合、以下のように行動計画が立てられます。

図表 7-17（図表 6-6 再掲）

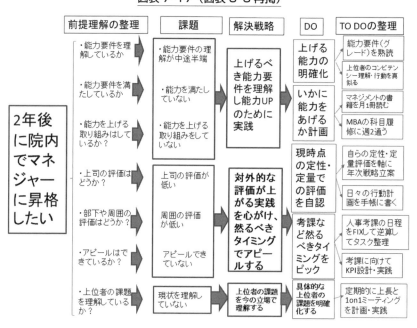

KPI マネジメント

　Do 項目に対して具体的に実行する際には、ただ行動するだけでなく、「KPI（重要業績評価指標）」や「成果物」といったアウトカムのイ

図表 7-18

アクションシート

目標（KGI）	2年後に院内でトップマネジャーに昇格したい			
Do項目	No(優先度)	作業項目(タスク)	KPI	成果物
部内実績を上げる	-	メンバーとのon1面談	各人と月1実施	各メンバーの振り返りを通した成長
		チーム戦略会議	週1回開催	メンバー個々がPDCAを回せる
		チーム定例報告	月1回開催	チームの意思統一, 成果へのコミット
		上長への定期レポート	月1回開催	自分の考えと上司の考えのミスマッチ解消
管理系大学院に通う	2	大学院講義履修	週2回講義出席	マネジャー/リーダーとしての知識習得
		月次レポート作成	月間1本レポート提出	マネジャー/リーダーとしての思考力を習得
		研究のためのアンケート作成	100名から取得	課題解決に向けたデータ取得
新規プロジェクト提案	3			
・				
・				
・				
・				

メージをしながらセルフマネジメントしていくと効果的です。以下のように優先度、タスク、KPI、成果物などの項目で行動計画をスプレッドシートやエクセルなどで管理し、実行することをおススメします。

　また、上記の目標（KGI）では、組織内ででき得るアクションと、組織外でのアクションプランに分けられます。この場合「大学院」は業後に自己研鑽を積むため広い意味での副業に位置付けられます（越境学習的な意味合いが強い）。こうして、目標を達成するために、本業だけで賄えるか、副業で経験を補完するか、成長を促進できるかを検討する必要はあります。本業も副業も柔軟に先述の1つとして扱っていきましょう。

第 8 章

クライアントの事例から
おススメする副業

第1章～第7章まで総論・各論を書いてきましたが、最後に実際に著者のクライアントが実践している副業について紹介して具体的にイメージを持って頂ければと思います。「副業の種類マトリクス」も参考にして取り組めそうな事例があれば是非チャレンジしてみて下さい。

図表8-1

【副業の種類マトリクス】

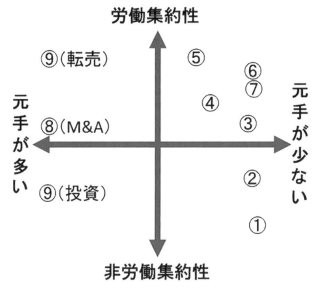

＊数字は以下の①-⑨に連動しています

①　SNS 発信での広告収入

★収益性：ポテンシャルは高い

★難易度度：収益を得るの上での難易度は高い

★本業とのシナジー：広報・採用で企業側へも貢献できる可能性は高い
★おススメ度：副次的な効果を含めおススメ

【クライアント事例】

　30歳、看護師。某SNSを活用しながら毎日看護技術・職場あるある等を配信。順調にフォロワーを増やしていった結果、数万フォロワーに到達。そのタイミングで看護師向けのコンテンツを扱う業界大手のA企業よりタイアップのオファーが届く。最初は経験がないため戸惑ったが、広告コンテンツとしての配信も無難にこなし、現在も継続している。

【解説】

　SNS発信ははじめるための敷居は低く、多くの医療・介護職がすぐにでも取り組めるものになります。ただし、その構造上、個々人が持っているパーソナリティ、発信内容、発信頻度等、いわゆるセンスやマーケティングスキル、コンテンツ生成能力によりフォロワーやチャンネル登録の伸びは大きくことなります。結果として収益も一部のインフルエンサーといわれる影響力がある人に集まる傾向にあるため、収入を得る点では難易度は高めになります。一方で、SNS単体での広告収入だけでなく、そこで獲得したフォロワーに対して後述するような別の形で収入を得たり、SNS発信をすることで繋がり（社会関係資本）が増え、そこからセミナーや執筆、転職のオファーにつながって有意義な形になる事例も多くみられます。そのためおススメ度としては高くしています。

②　取材／ライティング（執筆）業

★収益性：高くはない

★難易度：得意であれば難易度は低い

★本業とのシナジー：本業の HP、広報誌など活かせる部分は多数

★おススメ度：得意な人にはおススメ

【クライアント事例】

　25歳、介護福祉士。元々 SNS 発信やブログ発信をしており、某クラウドソーシングサービスにもライターとして登録。元々書くことが苦ではなく、主に複数の介護系メディア記事の執筆、最近ではコミュニケーション能力を買われ、介護施設へ訪問をしてインタビュー取材＆執筆をするなど業務内容が多岐にわたっている。現在では、オファー頂いた介護系メディアと専属の契約をしており、ステップアップしている。

【解説】

　ライティング業は SEO ライティングなど専門性を掘り下げる場合には難易度が一気にあがりますが、元々持っている専門分野のライティング、業界のあるあるネタなど難易度の低いライティングであれば比較的はじめる難易度は高くありません。収益性に対しては、「1文字当たりいくら」が主流で、クラウドソーシングに登録する場合「0.5円-1円」が相場といえます（3,000字の場合0.5円なので1,500円）。実力に応じて2円以上になったり、文字ではなく企画そのものに対して原稿料としてお支払い頂く事例も多くあります。また、専門性が確立している方に対しては書籍の分担執筆や雑誌の執筆依頼がくることは往々にしてあります。ただし、本事例のように文字を書くのは「得意不得意」がはっきりする

部分でもあるため、難易度は高くないものの、パフォーマンスするかどうかや、長続きするかどうかは個別性が高いといえます。自らの専門性を活かす副業で何から手を出していいかわからない方はクラウドソーシングに登録して実施してみることはおススメです。

③　動画制作／HP 制作代行

★収益性：専業契約が得られれば高い

★難易度度：編集のみだとアプリ充実で高くはない

★本業とのシナジー：企業広報の動画制作、HP 運用を業務として担える

★おススメ度：取り掛かりやすい点はおススメ

【クライアント事例】

　26 歳、理学療法士。最初は YOUTUBE 配信をするもののなかなかフォロワーが伸びず、配信内容を考えることに対しても億劫となり配信ストップ。しかし、動画編集をすることは得意であった点、友人知人などの結婚式ムービーなどをバイトで頼まれた経験など活かし「動画編集」に振り切る。最初はクラウドソーシングサービスに登録して仕事を受けていたが、その中で業界トップ YOUTUBER と出会い、動画編集やプロモーション起点での感じたことやアドバイスを意識的に行ったことで「専属編集担当」となり定額での収入を確保できた。現在では、チームを構成して動画編集業を行っている。また、企業案件も多くなり、プロモーション動画の編集をする傍ら動画を掲載する HP 制作や編集の代行も行うことに。専門会社に頼むよりも安いと評判であり重宝されている。自社でも「e ラーニング」の教材作成にて貢献している。

【解説】

　動画編集の副業も、YOUTUBE が市民権を得始めた数年前よりも急激に増えています。先ほどのライティング業と同様にクラウドソーシングサービスの案件としても多く掲載されています。1本当たり動画の長さにもよりますが、3,000-10,000円程度が相場感でしょうか。現在、アプリなどでも十分に個人編集ができてしまうため、業務として受ける場合は月十数本出している本格的な YOUTUBER や企業案件が多いといいます。動画編集もライティング同様に「得意かどうか」は非常に重要になってきます。今後も動画市場は益々伸びていき、医療・介護業界の病院や介護事業者も自社のプロモーションとして活用したいと考えているところが多いため、副業で培ったノウハウを自社で活かすこともできそうです。そのためにおススメ度としては高くつけています。

④　ブログ／サイト制作での広告／アフィリエイト

★収益性：ストック型としては高いモデル

★難易度：収益を稼ぐまでは長い

★本業とのシナジー：③同様企業 HP の運用、それも日々のブログ記事運用に応用できる

★おススメ度：副次的な効果も含め実践はおススメ

【クライアント事例】

　35歳、理学療法士。専門領域に絞ったサイトを5年前よりコツコツ運営。月間100万 PV を超えるサイトに成長。Google のアドセンス広告や、独自案件としてのバナー広告掲載、主として就職や転職企業への登録を促すアフィリエイト、あるいはおススメの書籍を紹介するアフィ

リエイトにて収入を得ている。サイトは毎日運営＆更新し、最近では某大手養成校グループより買取りのオファーもきている。

【解説】

　ブログやサイトアフィリエイトは副業実践としては古くから存在するものになります。主にアドセンス広告やアフィリエイトが収入源としてあります。多いのが、転職系サイトへの動線をひくキャリアや仕事ネタ、Amazonへ動線を引いく学びネタ、最近では副業実践のためのスクール（プログラミングなど）への動線を引くブログもでてきており、その情報や扱う案件数も多岐にわたります。ただし、裏をかえせばそれだけはじめる敷居は下がってきているともいえるため、特に少ないパイを争うことになる専門領域での競争は激化している印象です。本事例はリハビリ専門職でありながらマーケティングが非常に優れており、月間100万PVを超えるサイトを構築しているため稀有な存在にはなります。一般の医療・介護職でもSNSという飛び道具で日々発信をし続けることよりも、コツコツブログやサイトを顔出しなしで更新することが向いている人も多いため、同じ「個人がweb上で発信する」でも得意不得意を見極められると有機的な発信ができます。また、①のSNS同様こうした運用の知識や技術は本業職場のHP運用にも活かされる場合が多いため、その点でのおススメ度は高いです。

⑤　セミナー／スクール／オンラインサロン

★収益性：インフルエンス力が高く専門性が確立している場合は高い
★難易度度：はじめやすいものの集客面では苦労することも
★本業とのシナジー：プロジェクトをディレクション・運営する経験に

つながる
★おススメ度：アウトプットの場として有意義

【クライアント事例】
　36歳、医師。フリーの医師としての専門分野とは別に副業で不動産・金融投資等を以前より実践。医師の金融リテラシーがあまり高くないことに目を付け、主として医師向けにセミナー開催。セミナーのアフターフォローとして短期間で実践するスクールと長期でフォローするオンラインサロンを行っている。結果的に医師の新しい働き方としても需要が高まり、現在ではキャリア相談等も同時に行っている。

【解説】
　セミナーもブログ同様に以前より副業として多くの人が取り組まれてきたものになります。以前は専門分野の知識や技術のセミナーが多かったのですが、これだけ情報発信が多く情報が過多の昨今はセミナー単体を有料ではなく無料にし、そのあとのアフターフォローとしてスクールやオンラインサロンに繋げる事例が増えてきています。また、コロナ禍でオンラインセミナーが主流となり、物理的な制限がなくなり、段取りも必要なくなったため以前よりも参入の敷居がグッと下がった印象です。オンラインではLIVE配信の投げ銭機能等様々な選択肢も生まれ「オンラインセミナー」という枠組みがいい意味でどんどんアップデートされています。ただし、収益性の観点で言うと①のSNSでフォロワーが多いインフルエンサーや、専門性が確立している（職能として）ことが条件としてそろわないと集客面で苦労する場合もあります。現在では、多くの企業がこうしたセミナーやオンライン配信（eラーニング）事業に取り組んでいるため、そうした企業からオファーをもらうことは箔

をつける意味でも重要になります。

---

⑥　専門分野でコンサルティング／アドバイザー／顧問

（主として経営コンサル採用コンサル教育アドバイザー）
★収益性：実績によっては1案件あたりの単価は高い
★難易度：専門分野が確立し体系化できているのであれば可
★本業とのシナジー：強みがある前提のため他社に関わることで自社の
　振り返り＆アップデートにつながる
★おススメ度：継続的な関わりが得意な場合はおススメ

【クライアント事例】

　32歳、看護師。20代後半でフリーの訪問看護師として従事。友人の
起業等を手伝い訪問看護経営を学ぶ。複数の組織に属した経験や自らの
理想を体系化した組織の作り方や採用方法で独自の方法を確立し、それ
をSNSにて発信したところ噂が徐々に知れ渡り、経営コンサルティン
グ業務や顧問として複数の企業に関わることなる。現在では、経営コン
サルティングに加えて、若いマネジャー育成や経営者希望者の育成の教
育コンテンツも準備し、様々な企業や病院にて活動を行う。

【解説】

　専門領域の中でも経営コンサルティングは根強い需要があります。最
近では医療・介護職でも大手コンサルティングファームに勤務し、その
後独立するパターンも増えてきています。ただし、そのような企業に所
属していなくても本事例のように現場の経営実績を体系化し、複数の事
業経営のコンサルティングに従事する副業パターンも増えてきていま

す。またこれは経営コンサルティングに限った話ではありません。最近
では採用を強化したい病院や企業へのコンサルティング、管理者教育、
スタッフへの技術アドバイザーとして自身の知識やスキル、それに基づ
く実績を活かして副業を実践する専門職も増えてきています。ただし、
ただ単に知識やノウハウを持っていればうまくいくわけではなく、依頼
企業の要望に応え、相手に動いてもらう意味が大きいため、コミュニ
ケーションスキルやマネジメント、コーチングスキル等も併せて持って
おく必要があります。この点難易度としては少々「発信していればい
い」SNS発信やブログ、セミナー等よりも難易度が高まります。この
点が得意であり、実績があるマネジャーは実践をおススメします。

⑦　異業種での業務委託

（セールス／カスタマーサクセス／プログラマー／データサイエンティ
スト etc）
★収益性：個々のレベル・希少性による部分が大きい
★難易度：新たにスキルを身に付ける点では高い
★本業とのシナジー：異業種企業のスピード感、ビジネス上のさまざま
　なスキルを還元できる
★おススメ度：今後業界外で働きたい希望がある人は強くおススメ

【クライアント事例】
　29歳、理学療法士。1つの専門分野で「博士」を取得しており、理学
療法士として病院勤務しながら研究活動、論文・書籍執筆、院内で研究
プロジェクトを立ち上げるなど積極的に活動している。コロナ禍でクラ
ウドソーシングサービスが盛んになったタイミングで得意としている統

計やデータアナリティクスを用いて副業開始。現在は1つのスタートアップ企業のデータ解析の委託を受けており、病院と企業のスピード感の違い、ビジネス構造の理解に戸惑いながらも、タスクをこなしている。今後企業案件を増やすとともに、データ解析系の専門大学院への進学も検討している。

【解説】

　医療・介護業界はいわゆる国家資格を取得して保険請求をしている専門職以外にも、様々なサービスを扱う業者があり、非専門職であるビジネスパーソンも多い。最近では、そうした専門職が保険外で保険請求ソフトのベンダー企業、人材系企業、医療機器メーカー企業、コンサルティング企業に転職するケースが増えています。まだ少数派ですが、中には新卒でそうした企業にチャレンジしている若手も増えてきています。このような市況の中で、そうした企業も専門職の知識や技術に注目し、副業人材での募集も増えてきました。本事例のように研究活動にも関連するデータ解析は第2章の成長マーケットの部分でも述べましたが、今後注目される専門分野です。一方、プログラミングやセールス、カスタマーサクセスなどは、新たに知識や技術を取得する必要がある分野でもあります。こうした異業種とリレーションをとりながらの業務は、自らの職種の専門性とシナジーをいかに考えるかが重要になります。そうでもしない限り、数多の非専門職とシンプルに競争しないといけなくなります。最近、これまで国におんぶに抱っこ状態であった、規制ビジネスである医療・介護業界が遠隔診療をはじめとする技術で民間ベースでのイノベーションが進んでいます。こうした中、現場と企業の懸け橋となれす存在は益々重宝されるでしょう。

⑧　副業起業（起ち上げ／M&A）

★収益性：事業運営のため収益に比例し青天井

★難易度：ビジネスの経験がいるため高い

★本業とのシナジー：経営・運営経験が得られるため能力 UP につながり、組織運営に還元できる

★おススメ度：難易度は高いため強くおススメはできない

【クライアント事例】

　36 歳、介護福祉士／ケアマネジャー。医療法人の介護事業の統括マネジャーをしている。大学で小学校の教員免許を得ており、教育に対して強い思い入れがある。統括する医療法人の事業が落ち着いたタイミングで、理事長に副業での塾運営を打診し了承を得られる。銀行、政策金融公庫等から借入をし、知り合いのつてを辿ってコアの運営スタッフを雇い、アルバイトは一般の募集媒体で掲載し業後に採用の面接をして雇い入れた。現在は、変らず医療法人の統括マネジャーをしながら、塾の代表として業後や休日を利用して運営している。

【解説】

　働き方の多様化が進み、副業での起業も増えてきました。一般的に副業起業としてイメージしやすいのは個人事業（開業届を税務署に出す）としての起業でありますが、法人登記をして株式会社や合同会社をつくり、金融機関から借り入れをしながら事業を起ち上げるケースも出てきています。本事例のように、決して医療・介護領域としてではなく自らの理想や実現したい目標に向けて二足の草鞋を本格的に履く人もしばしば見かけます。また、近年 M&A での事業譲渡あるいは株式譲渡にて

会社経営に副業で参画する事例も増えてきました。時間がないサラリーマン医療・介護従事者としては時間効率を上げるためにこの方法はアリだと考えます。さらに、サイトや YOUTUBE アカウントなどを売買するなどサイト M&A が盛んにおこなわれています。ブログやサイトの立ち上げ、SNS の運用に関しても資金力があり、運営力がある（あるいはそういったパートナーがいる）のであれば、M&A という選択肢は有効だといえます。

⑨　その他：転売／不動産投資／株式投資／エンジェル投資 etc

　その他、amazon やヤフオクなどで転売やせどりを行う事例、不動産やソーラーパネル投資を行い毎月家賃収入を得ている事例、株式投資や仮想通貨投資（FX なども含め）を行っている事例、スタートアップ企業に対してのアドバイザー業務からエンジェル投資をしている事例などありますが、医療・介護の専門職とのシナジーという点で伝わりにくいため（具体的にはつながる部分も多くある）、詳細は他の書籍に譲りここでは割愛します。

おわりに

　筆者（細川）は大学卒業後、将来のキャリアとして考えていたのは
「大学の先生」でした。そのため、卒業後に大学院進学をストレートに
考えましたが、お世話になる予定だった先生が遠方の大学に移られると
いうこともあり一旦就職をしました。当時を考えると今の働き方は微塵
も想像していませんでした。

　就職してからは、回復期リハビリテーション病棟に配属され脳卒中後
遺症や足を骨折された高齢者の方をメインにリハビリテーションを行
う、どこにでもいる作業療法士でした。ただ、将来大学の先生になるモ
チベーションは維持していたので、学会の発表や共同研究の手伝いは積
極的に行っていました。

　就職して3年経った頃から「そろそろ大学院に行こうかな」と思い、
4年目から社会人大学院生として母校の大学院に通いはじめました。当
時はとにかく専門性を突き詰めることしか考えていませんでした。

　そんな中、就業先の先輩が病院で働きながら休日を活用して自分で勉
強会を主宰され、治療の知識や技術を県内外問わず多くの方に教えてお
り、その手伝いをしていました。振り返ってみるとその活動が自分の
「副業人生」のスタートと言えます。

　もう1つ、その年に大きな転機がありました。

　同じ病院で仲の良い後輩から年末にいきなり「今からお話できます
か？」とメールがきたのです。とりあえず自分の家の近くまで来るとの
ことだったので喫茶店で待ち合わせをして会いました。今でも忘れられ
ないのですが、喫茶店に入ってきた後輩が寂しさ、鬼気迫る、なんとも
いえない表情だったことを覚えています。

そこで彼から言われたのが、

「細川さん、僕自身難病になって将来歩けなくなるかもしれません。病院で理学療法士として勤務することはできなくなります。でも結婚もしたいし、子どももほしいです。何かアドバイスください」でした。

　聞けば「副腎白質ジストロフィー」という難病を患い、どうしていいか悩んで「細川しかいない」と思って相談をしてくれたとのことでした。もしかしたら、話を聞くだけとか、励ましの言葉、アドバイスが欲しかっただけなのかもしれませんが、そういったことを僕自身が冷静に考えられないくらい、ただ、ただ、その場の雰囲気に飲まれていました。
　加えて、彼がわざわざ自分を選んで遠方から相談をしてきてくれたことに何とか報いないといけないと思って「じゃあ、身体が動けなくなってもしっかりと自分で稼げるように一緒にやろう。協力するよ」と相手に安心感を持ってほしい一心で、半ばノリで返答したのを記憶しています。
　当時は独身だったのでこんなことを〝ノリ〟で言えたのはあります。このエピソードが、自分が本格的に副業人生を歩むきっかけになりました。
　その後は、週1-2日は自分の家に泊めて、2人でどういった事業に取り組むかを考え、実践していました。
　第一優先は歩けなくなった場合でも行える取り組み。それでインターネットで構築できる事業を少しずつ初めていきました。約1年、そんな生活をしていました。もちろんその間に大学院も行っていたので睡眠時間は2-3時間でしたが、若かったので何とかなりました。

おわりに

　今は 2 人とも当時勤めていた病院を辞めていますが、取り組んだ事業（インターネット EC 事業）が中国に工場を持ち、社員を雇いながら運営できる事業にまで成長したことは励みになりました。

　今思えば、「彼のためになんとかしなきゃ」という想いで必死にやってきたことが、結果的に自分のためにもなり、感謝してもしきれません。

　それを機に、副業という「働き方」や「キャリア」について興味を持つようになっていき、色々勉強したり、それを体現できる就職先を探しました。

　有名なキャリア理論でグランホルツ教授の「計画された偶発性理論」があり、そこではキャリアの 8 割は偶然によりもたらされると言われています。

　本書を手に取って頂いている読者の方々は、少なからず副業に興味を持っている、あるいは実践している方だと思います。

　副業はそうした「偶然」をもたらすきっかけづくりとしては最適かもしれません。

　本書が皆さんの前途洋洋な副業的キャリア形成の一助となれば幸いです。

　2021 年 8 月

細川　寛将

〈出典〉

1．田中研之輔（2019）：プロティアン　70歳まで第一線で働き続ける最強の
　　キャリア資本術．日経BP

2．三好貴之・細川寛将（2019）：医療・介護職の新しいキャリア・デザイン戦
　　略．ロギカ書房

3．橘玲（2019）：働き方2.0vs4.0 不条理な会社人生から自由になれる．PHP研
　　究所

4．村山昇（2018）：働き方の哲学 360度の視点で仕事を考える．ディスカバ
　　リー・トゥエンティーワン

5．アスタミューゼ株式会社：With/After コロナで進化が加速する20分野の未
　　来と解決が早まる26の社会課題～「個人」「企業」「社会」で、短期、中期、
　　長期それぞれにおける With/After コロナがもたらす変化とは～ https://
　　www.astamuse.co.jp/information/2020/0428_2/ （2020）

6．西智弘（2020）：社会的処方：孤立という病を地域のつながりで治す方法．
　　学芸出版社

7．石山恒貴（2018）：越境的学習のメカニズム 実践共同体を往還しキャリア構
　　築するナレッジ・ブローカーの実像．福村出版

8．経済産業省 産業人材政策室：人生100年時代の社会人基礎力について
　　https://www.meti.go.jp/committee/kenkyukai/sansei/jinzairyoku/
　　jinzaizou_wg/pdf/007_06_00.pdf （2018.2）

9．山田英夫（2018）：マルチプル・ワーカー「複業」の時代：働き方の新たな
　　選択肢．三笠書房

10．厚生労働省：副業・兼業の促進に関するガイドライン https://www.mhlw.
　　go.jp/file/06-Seisakujouhou-11200000-Roudoukijunkyoku/0000192844.pdf
　　（2018.1）

11．Brown, C., Hooley, T. and Wond, T. (2020). Building career capital: devel-
　　oping business leaders' career mobility. Career Development International.

- Emerald, ISSN 1362-0436, ZDB-ID 2031899-6. - Vol. 25.2020, 5 (18.05.), p. 445-459

12. 西村創一朗（2018）：複業の教科書.　ディスカバリー・トゥエンティーワン

13. 三好貴之・細川寛将・他（2018）：医療機関・介護施設のリハビリ部門管理者のための実践テキスト.ロギカ書房

14. 仲山進也（2018）：組織にいながら、自由に働く。仕事の不安が「夢中」に変わる「加減乗除（+-×÷）の法則」.　日本能率協会マネジメントセンター

15. 脇田保（1978）：自立人間のすすめ—VSOP 人材論.　マネジメント社

（著者プロフール）

三好 貴之（みよし たかゆき）

株式会社メディックプランニング代表取締役 / 経営コンサルタント / 作業療法士 / 経営学修士（MBA）
一般社団法人 Medi-Care Management 協会代表理事

佛教大学、日本福祉大学、岡山大学大学院卒。専門は、病院・介護施設におけるリハビリ機能強化による経営戦略立案で、全国多数の病院・介護施設のコンサルティングを実践中。また、講演では、年間 2,000 名を超える医師・看護師・リハビリ職・介護士など病院・介護施設の管理者に対する指導とアドバイスを行っている。また、著書に『マンガでわかる介護リーダーの仕事』（中央法規出版）、『医療機関・介護施設のリハビリ部門管理者のための実践テキスト』（ロギカ書房）、『医療・介護職の新しいキャリア・デザイン戦略〜未来は自分で切り拓く〜』（ロギカ書房）、『看護管理者を変えた 7 通の手法：ストーリーで学ぶリーダーシップ』（中央法規出版）、『サバイバル時代の介護経営メソッド　目指すは「2040 年型」ビジネスモデル』（日経 BP 社）をはじめ多数の業界誌に特集、連載記事を執筆している。

細川 寛将（ほそかわ ひろまさ）

国家資格キャリアコンサルタント / 医療介護キャリア研究家
作業療法士 / 保健学修士

大学卒業後作業療法士として回復期病棟にてリハビリ業務に従事。大学院を経て 2012 年に株式会社メディカルエージェンシーを創業（取締役 / リハビリメディア POST 副編集長として参画）、2016 年より医療法人陽明会にて在宅緩和ケア住宅まごころの杜立ち上げを行い施設長、在宅医療連携部 部長を歴任。現在は、株式会社クリエイターズ取締役・等「医療介護系複業家」としての顔を持つ。キャリアコンサルタントとして個人に対してのキャリア支援、法人に対して管理職・リーダー育成を精力的に行っている。著書に、『医療機関・介護施設のリハビリ部門管理者のための実践テキスト』（ロギカ書房）、『医療・介護職の新しいキャリア・デザイン戦略〜未来は自分で切り拓く〜』（ロギカ書房）がある。

医療・介護職の
新しいキャリア・デザイン戦略　副業編

2021 年 10 月 1 日　初版発行

著　者　　三好貴之／細川寛将

発行者　　橋詰 守

発行所　　株式会社 ロギカ書房
　　　　　〒 101-0052
　　　　　東京都千代田区神田小川町 2 丁目 8 番地
　　　　　進盛ビル 303 号
　　　　　Tel 03 (5244) 5143
　　　　　Fax 03 (5244) 5144
　　　　　http://logicashobo.co.jp/

印刷・製本　　藤原印刷株式会社